AF403161

DE LA BLENNORRHÉE

VULGAIREMENT CONNUE SOUS LE NOM DE

GOUTTE MILITAIRE

ET DE SON TRAITEMENT.

PAR LE DOCTEUR

JULES MAGAUD,

Docteur en médecine de la Faculté de Paris,
ex-interne de l'hospice de l'Antiquaille et de l'Hôtel-Dieu de Lyon,
membre titulaire de la Société médicale d'émulation,
médecin-accoucheur de la Société de Charité maternelle..

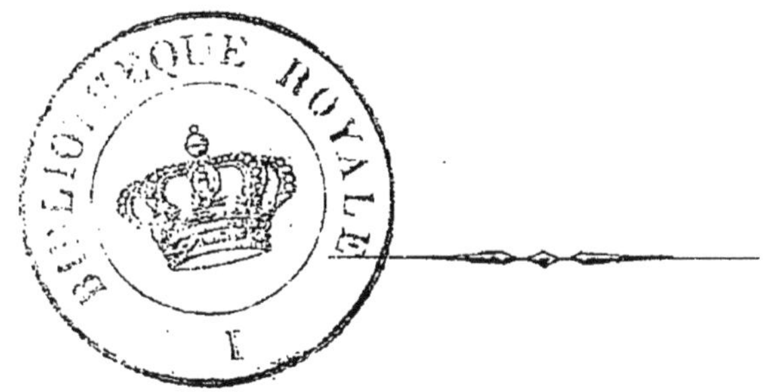

LYON.

CHARLES SAVY JEUNE, LIBRAIRE,
Place Louis-le-Grand, 14.

1847.

LYON. — IMP. DUMOULIN ET RONET.

AVANT-PROPOS.

J'ai quitté l'hospice de l'Antiquaille, il y a environ six ans, après avoir rempli pendant deux années consécutives les fonctions d'Interne dans les infirmeries. Je me félicite tous les jours de l'instruction éminemment pratique que j'y puisai auprès de maîtres aussi bienveillants qu'habiles (1). Qu'ils veuillent bien recevoir ici l'expression de ma sincère reconnaissance.

(1) MM. Baumès, Gauthier, Levrat-Perroton.

Depuis cette époque, j'ai eu l'occasion de traiter en ville un grand nombre de maladies vénériennes. C'est le résultat de mes observations que je publie aujourd'hui, le croyant digne de fixer l'attention du monde médical. Je déclare que je n'ai jamais été et que je ne suis encore sous l'influence d'aucune idée systématique. Avant tout, j'observe scrupuleusement les faits tels que la nature me les présente. On ne s'étonnera donc pas en lisant mon travail, si je n'ai pas toujours été de l'avis du maître. Je dirai pour mon excuse :

Amicus Plato, sed magis amica veritas.

Lyon, le 17 avril 1847.

DE LA BLENNORRHÉE

VULGAIREMENT CONNUE SOUS LE NÒM DE

GOUTTE MILITAIRE

ET DE SON TRAITEMENT.

***

Malgré son peu de précision, le mot *Blennorrhée* est employé dans le langage médical, pour désigner une affection chronique de l'urètre, caractérisée par l'écoulement d'un mucus puriforme ou purulent, qui tantôt succède à une blennorrhagie, tantôt revêt cette forme chronique immédiatement après le contact de la matière blennorrhagique. Les noms de suintement, de goutte, de goutte militaire, qu'on donne encore à l'écoulement, servent à exprimer son mode de production,

1

et sont regardés comme des synonymes de blennorrhée (1).

Tous les médecins qui s'occupent d'une manière spéciale du traitement des maladies vénériennes, savent qu'il n'en est pas de moins grave en apparence et cependant de plus tenace. Il n'est. pas rare en effet de rencontrer des individus affectés depuis plusieurs années, d'un suintement, d'une goutte, qu'ils regardent comme une chose tout-à-fait insignifiante, attendu que cette goutte, ce suintement, n'exerce, depuis qu'il existe, aucune influence fâcheuse sur l'état général de leur santé. En considérant, d'un autre côté, le grand nombre de remêdes tant internes qu'externes, qui ont été déjà préconisés, et ceux qui le sont encore chaque jour, comme des spécifiques de la blennorrhée, on ne peut s'empêcher de reconnaître tout aussitôt

(1) Il n'est nullement question, dans ce Traité, des écoulements qui accompagnent les rétrécissements de l'urètre. Liés à l'existence de la lésion organique du canal, ils ne réclament d'autre traitement que celui de cette lésion.

qu'il est souvent très-difficile de la guérir.
On ne le sait que trop, le grand nombre de
remèdes vantés contre une maladie, atteste
le plus souvent sa tenacité et l'impuissance
de l'art. Qu'on nous permette, du reste,
de citer à l'appui de ce que nous avançons,
l'opinion d'un homme que sa haute position
médicale rend très-bon juge en cette matière.
Il nous souvient qu'assistant en 1838, à une
leçon clinique sur la blennorrhée, faite à
l'hôpital des Vénériens de Paris, par M. Ricord, nous entendions cet habile praticien se
plaindre de la persistance des gouttes, des
suintements, et dire à ce sujet d'une façon
très-pittoresque : Si jamais je vais en enfer,
je connais d'avance le supplice qui m'est ré-
servé. Je m'y verrai sans cesse entouré d'individus affectés de goutte militaire, qui me
demanderont à grands cris leur guérison.

Mais si la blennorrhée se montre fréquemment rebelle à toutes les médications, et si
elle permet aux individus qui en sont atteints,
de jouir d'une santé parfaite, pourquoi, nous
dira-t-on peut-être, s'occuper de son traite-

ment? pourquoi ne pas en abandonner la guérison aux seuls efforts de la nature? A cela nous répondrons d'abord, que de tous les flux catarrhaux, ceux de l'urètre sont ceux dont l'économie se débarrasse le plus difficilement; nous ajouterons ensuite que si parfois cette goutte, ce suintement, dont le malade se préoccupe peu, est une maladie légère, tout-à-fait compatible avec une bonne santé, d'autres fois au contraire elle réagit sur elle de la manière la plus funeste. Dans son traité pratique des maladies vénériennes, M. Baumès n'a-t-il pas suffisamment prouvé par des faits, que quelques-unes de ces gouttes, regardées à tort comme inoffensives, même par des médecins, pouvaient être pendant un temps indéterminé, un foyer de contagion pour les femmes. J'ai, pour mon compte, observé deux cas tout-à-fait semblables à ceux que M. Baumès a cités; je vais les rapporter succinctement.

Deux jeunes gens, encore affectés d'un suintement puriforme léger, qu'on leur dit être sans importance, se marient avec deux jeunes filles bien portantes. Quelques jours après la consommation du mariage, il survient à chacune de ces deux jeunes femmes un écoulement vaginal abondant, qu'on prend d'abord pour une simple leucorrhée, et auquel on n'oppose que quelques soins hygiéniques. Cet écoulement se prolonge, et plus tard il survient à l'une de ces deux femmes, une roséole syphilitique, et à l'autre une véritable syphilide papuleuse. Chez toutes les deux, il y a chute presque complète des cheveux.

Ce ne fut qu'un traitement spécifique très-long, tant local que général, qui put leur rendre la santé qu'elles avaient perdue. Quant aux maris, je les ai d'abord guéris de leur goutte, et par un traitement anti-syphilitique rigoureux, je les ai mis depuis un an à l'abri de tout symptôme de syphilis constitutionnelle. Qu'on me permette de le dire en passant, ces deux faits prouvent aussi que la blennorrhée la plus simple peut quelquefois donner lieu à des accidents consécutifs, comme le chancre. Cette doctrine déjà ancienne, et que M. Baumès a victorieusement défendue contre l'invasion des idées nouvelles contre la syphilis, cette doctrine, je le répète, est établie sur des faits bien positifs (1).

Il ne peut donc être indifférent, comme on vient de le voir, de conserver une goutte militaire qui peut devenir un foyer de contagion syphilitique. Mais cette vérité ressortira bien mieux encore de l'examen de toutes les circonstances qui accompagnent la marche de cette maladie.

La blennorrhée, avons-nous dit, est caractérisée par l'écoulement d'un mucus puriforme ou purulent. Ce liquide est tantôt blanc-laiteux, blanc-jaunâtre, tantôt verdâtre. Sa con-

______

(1) Je ne reviendrai pas, dans le cours de cette Monographie, sur la question très-controversée de nos jours, de savoir si le principe contagieux de la blennorrhagie ou de la blennorrhée peut déterminer ultérieurement l'apparition d'accidents syphilitiques constitutionnels. Ce sujet m'entraînerait trop loin, et, d'ailleurs, je n'ai pas observé un assez grand nombre de faits, pour croire que mon opinion fût de quelque poids dans la balance. Mais je n'hésite pas à dire avec M. Baumès et la majorité des médecins praticiens, qu'il est quelques cas de symptômes syphilitiques constitutionnels qui n'ont été précédés que d'une simple blennorrhagie.

sistance varie aussi bien que sa couleur ; il est plus ou moins visqueux, plus ou moins diffluent. Sa quantité n'est pas non plus la même dans les 24 heures. Le plus souvent, l'écoulement n'apparaît à l'orifice du canal que le matin, lorsque le malade n'a pas uriné depuis 7 ou 8 heures. Il arrive alors qu'en entrouvrant les lèvres du méat, il aperçoit une goutte dans la fosse naviculaire, ou bien il la fait arriver par une pression modérée de la portion droite de la verge. Chez quelques malades, le suintement ne se produit qu'après un exercice de quelques minutes et dans la station debout. Quoi qu'il en soit de toutes ces différences dans la manière dont la goutte s'échappe le matin de l'intérieur du canal, ajoutons que souvent l'urètre reste sec pendant le reste de la journée, et paraît tout-à-fait sain.

D'autres fois même, le malade a beau presser le canal dans toute son étendue, aucune trace d'écoulement ne vient révéler au-dehors l'existence de la blennorrhée. Mais s'il vient, au moment d'uriner, à recevoir sur un corps

de couleur sombre les premières gouttes d'u-
rine, il les voit mélangées d'une matière puriforme assez consistante, et affectant tantôt
une forme vermiculaire, tantôt une forme globuleuse. Son volume est variable ; il égale quelquefois celui d'un petit pois. On conçoit aisément combien il est facile, dans des cas pa-
reils, de méconnaître l'existence de la maladie, à moins d'y apporter une attention minu-
tieuse. Toutefois, il est bon d'observer que
l'usage du coït, le moindre excès de table, un
exercice un peu violent, suffisent alors pour
augmenter la quantité de la matière sécrétée.
Le malade qui se croyait complètement guéri
depuis un temps plus ou moins long, est tout
étonné de voir l'écoulement se reproduire.

Parfois encore, l'écoulement se fait de temps
en temps dans la journée et forme sur le linge
du malade des taches circulaires qui présen-
tent à leur centre un point opaque, jaune-
verdâtre, tandis que leur circonférence est
de couleur grisâtre, beaucoup moins foncée.

Chez deux malades dont nous rapporterons
un peu plus loin l'observation, la blennorrhée

qui durait depuis plusieurs années, présentait
ce phénomène particulier : de repasser fréquemment à l'état aigu et cela sous l'influence
des causes les plus légères.

Nous avouerons franchement que toutes
ces variétés dans la couleur, la consistance,
la quantité de l'écoulement, nous paraissent
peu importantes. Pour nous la blennorrhée
existe, soit qu'il n'y ait qu'une seule goutte
le matin, à l'orifice du canal, soit qu'il s'en
échappe plusieurs gouttes dans la journée,
toutes les fois que le liquide excrété n'est pas
incolore, limpide, transparent. Dans ce cas,
il n'offre aucun caractère fâcheux, et ne constitue qu'une exagération de la sécrétion du mucus normal.

Fréquemment dans la blennorrhée, les
douleurs sont tout-à-fait nulles. Le malade
urine librement, les érections sont faciles,
l'éjaculation même n'est accompagnée d'aucune sensation pénible. Mais il n'en est pas
toujours ainsi. Parfois la miction ne peut se
faire sans que le malade n'éprouve une cuisson plus ou moins vive, surtout dans la fosse

naviculaire ou à la courbure. L'émission du sperme détermine des douleurs aiguës dans les mêmes points du canal. Dans un certain nombre de cas aussi, et en dehors de l'exercice des fonctions que nous venons de signaler, le malade se trouve en proie à une foule de sensations morbides, telles que : mouvements vermiculaires, irréguliers, intermittents, dans la région périnéale, sentiment de poids, de pesanteur, impression de froid humide dans la portion du canal qui lui correspond, sensation d'une goutte de liquide qui, du fond du canal, chemine vers l'orifice extérieur. Le malade se hâte d'examiner le méat urinaire, et comprime vainement le canal dans toute sa portion libre, aucun liquide ne s'écoule, ou bien, après des pressions réitérées, les lèvres du méat s'humectent d'un peu de mucus.

D'autres malades se plaignent de douleurs sourdes à l'hypogastre, le long des urétères, du canal déférent, dans un, ou dans les deux testicules, aux aines, aux lombes. Quelques-uns ne gardent plus leurs urines aussi longtemps qu'avant l'invasion de la maladie. Toutes les deux heures, toutes les heures et même quelquefois plus souvent, surtout après le repas, le besoin d'uriner se fait sentir tellement pressant, tellement impérieux, qu'il faut à tout prix le satisfaire sur-le-champ.

Enfin la blennorrhée peut porter une atteinte grave à l'exercice des fonctions génitales. L'impuisance, la stérilité en sont quelquefois la triste conséquence. Chez quelques malades, des pertes séminales nocturnes et même diurnes s'établissent, et amènent bien vite le dépérissement du corps.

Ajouterons-nous encore à ce tableau si lugubre et cependant si vrai des souffrances physiques chez les individus affectés de blennorrhée, celui de leurs tortures morales ?.... Dirons-nous que les malades finissent par se persuader que leur maladie est au-dessus de toutes les ressources de l'art; qu'ils tombent peu à peu dans la mélancolie la plus sombre ; que constamment préoccupés de leur état fâcheux, ils deviennent à charge aussi bien à eux-mêmes qu'à ceux qui les entourent; que quelques-uns même ont cru devoir recourir au suicide pour mettre fin à cette longue série de tourments ?.... Mais nous croyons en avoir dit assez, pour démontrer combien peuvent devenir funestes pour l'individu les suites d'une simple blennorrhée, et nous abordons la question du siége de la maladie.

Il est presque toujours facile de le préciser d'une manière exacte. Ainsi quand le suintement vient de la portion balanique du canal, on observe les phénomènes suivants: le gland présente une augmentation de volume, une teinte violacée; son tissu est moins souple, plus sensible à la pression des doigts. Les lèvres du méat sont tuméfiées, et quand on les écarte, on voit la muqueuse urétrale plus rouge, plus injectée de sang qu'à l'état normal. Le passage de l'urine détermine fréquemment une cuison dans la fosse naviculaire, ou seulement un sentiment de gêne, d'embarras.

Mais, hâtons-nous de le dire, c'est très-souvent vers le fond du canal, dans sa portion comprise entre le bulbe et le col de la vessie, qu'il faut chercher la source d'un suintement, quand il dure depuis plusieurs mois, depuis des années. C'est dans ce point, le confluent en quelque sorte des voies génitales et des voies urinaires, que vient se concentrer l'inflammation qui produit l'écoulement blennorrhéique. Pour se rendre raison de cette circonstance, il suffit du reste d'observer la marche ordinaire de l'inflammation dans la blennorrhagie. Ne voit-on pas qu'au début elle attaque d'abord le méat, la fosse naviculaire, gagne ensuite de proche en proche toute la portion spongieuse du canal, arrive au bulbe et détermine des érections fréquentes, puis envahit les portions membraneuses et prostatiques, et donne lieu parfois à des épididymites, à des irritations vésicales?

Nous avons d'ailleurs un moyen très-simple de nous assurer du siége de la blennorrhée : c'est d'explorer toute l'étendue du canal avec une sonde ou une bougie d'un calibre un peu fort. Tant que l'instrument traverse des parties saines, il n'y détermine d'autre sensation que celle d'un frottement insolite. Mais il n'en est plus ainsi, aussitôt que l'instrument se met en contact avec les parties malades : une cuisson plus ou moins vive, quelquefois une douleur atroce qui arrache des cris au patient, fait reconnaître que là se trouve véritablement le siége du mal. Or, nous le répétons, c'est presque toujours au fond du canal, dans sa portion membraneuse ou dans sa portion prostatique.

Il nous reste maintenant, pour terminer l'histoire de la blennorrhée, à examiner une question des plus intéressantes au point de vue pratique, celle des causes qui entretiennent cette maladie, qui semblent la perpétuer à l'infini. M. Baumès, dans l'exposé de ces causes, fait jouer un rôle très-important à la déviation, au transport sur le canal de l'urètre, des dispositions morbides, des mouvements fluxionnaires qui avaient habituellement lieu sur certains organes avant l'invasion de la blennorrhée, comme rhumatisme, épistaxis, hémorrhoïdes, dartres, etc.

Nous sommes loin de nier toute l'influence que de telles causes peuvent avoir sur la persistance d'un suintement. Mais nous avouons bien

franchement n'avoir que très-rarement remarqué l'effet de ces dispositions morbides, de ces
mouvements fluxionnaires, chez le grand nombre de malades qui ont été soumis à notre observation ; et cependant, nous nous empressons d'ajouter que nos investigations à cet
égard ont été toujours des plus minutieuses.
Ce ne sont donc pour nous que des cas tout-à-
fait exceptionnels.

Il nous a paru presque toujours que le plus
grand obstacle à la guérison de la blennorrhée
venait de la volonté du malade. Il est difficile
en effet de lui persuader que, pour le débarrasser d'une maladie qui fréquemment ne lui
cause aucune douleur, qui ne gêne ordinairement en lui l'exercice d'aucune fonction ; il est,
dis-je, bien difficile de lui persuader qu'il faut
s'imposer la privation de tout ce qui fait le
charme de sa vie, suivre un traitement long et
désagréable, et se soumettre à un régime dié-
tétique sévère. Il préfère donc continuer les
écarts de régime, l'usage du coït, qui viennent
réveiller de temps en temps la susceptibilité de
l'urètre. D'ailleurs, ne peut-on pas suffisamment

expliquer cette persistance de la sécrétion vi-
ciée de la muqueuse urétrale, par le rôle qu'est
appelée à jouer cette membrane muqueuse dans
deux phénomènes importants liés à l'exercice
même des fonctions des organes génitaux et
urinaires; l'excrétion de l'urine et l'érection
de la verge. Ne conçoit-on pas aisément que le
passage fréquent de l'urine, liquide plus ou
moins âcre, ravive et entretient l'irritation à
laquelle la muqueuse est en proie, et que d'un
autre côté le phénomène de l'érection vient
augmenter la congestion de ses vaisseaux?

Ainsi donc, incurie, indocilité du malade
d'une part, et de l'autre, tendance naturelle de
la muqueuse urétrale à continuer la sécrétion
anormale dont elle est le siége: telles sont les
causes que je crois avoir l'influence la plus
réelle et la plus ordinaire sur la persistance de
la blennorrhée.

Après ces causes que nous avons cru devoir
placer au premier rang, nous devons en signaler un grand nombre d'autres qui, tout-à-fait
étrangères au suintement, mais existant en
même temps que lui, viennent le compliquer et

le rendre rebelle aux médications par lesquelles on veut le combattre, tant qu'on ne les a pas fait disparaître. Notons ici les phlegmasies chroniques des voies digestives, des voies respiratoires, etc.; un état de surexcitation générale, déterminé par des habitudes antérieures tout-à-fait en opposition avec les lois de l'hygiène, telles que l'usage immodéré du vin, des boissons alcooliques, des mets excitants; ou bien encore, un véritable état d'asthénie générale, de débilité. Il serait inutile de vouloir démontrer l'influence de ces différentes causes, elle est trop manifeste pour tous les médecins. Est-il nécessaire aussi de faire observer que la saison froide, humide, le tempérament lymphatique sont des obstacles réels à la guérison de la blennorrhée? Je sais pour ma part qu'il m'est toujours bien plus difficile de supprimer, *de couper* une goutte militaire, pendant les mois pluvieux de l'automne et de l'hiver, que pendant les mois chauds et secs du printemps et de l'été, toutes choses étant égales d'ailleurs? Il est bien certain que cette difficulté résulte de l'étroite liaison qui existe entre l'exhalation cutanée et la sécrétion des membranes muqueuses, de l'espèce de compensation qui s'établit de l'une par l'autre.

Je dois encore avouer avec franchise, et l'expérience ne me l'a que trop souvent confirmé, qu'un malade aux cheveux blonds ou roux, aux yeux bleus, à la peau blanche, fine, rosée, aux tissus mous, infiltrés en quelque sorte de sérosité, chez lequel existe une disposition très-grande aux fluxions catarrhales de la muqueuse de l'œil, du nez, du gosier, des bronches, qui a des sueurs faciles, abondantes, je dois avouer, je le répète, qu'un tel malade me présente un problème pathologique embarrassant à résoudre, quand il vient me demander la guérison d'une blennorrhée dont il se trouve affecté depuis longtemps.

Mais je crois en avoir dit assez sur ce chapitre, et je n'ai plus, avant de passer au traitement, qu'à dire quelques mots du diagnostic différentiel de la blennorrhée.

Il suffit de retracer ici les principaux caractères que nous avons assignés à cette maladie, pour voir qu'il est peu d'affections qu'on puisse confondre avec elle. Ainsi nous avons établi que le caractère pathognomonique de la blennorrhée était un écoulement chronique de mucus puriforme ou purulent, qui succède à une blennorrhagie ou qui revêt d'emblée le mode chronique, immédiatement après le contact de la matière blennorrhagique ; que cet écoulement conserve quelquefois pendant long-temps un caractère contagieux. Je sais bien que la présence des chancres prétendus larvés dans le canal, chancres dont on a été forcé d'admettre l'existence pour expliquer la production de toute diathèse syphilitique par un seul élément, *le chancre*, devrait s'accompagner de la plupart des phénomènes observés dans la blennorrhée. Mais je le demande à tous les praticiens qui ont traité et qui traitent encore un grand nombre de vénériens, peuvent-ils croire à l'existence de chancres dans le canal, placés en d'autres points qu'au méat, ou tout au plus dans la fosse naviculaire, de chancres par conséquent visibles, palpables? Evidemment non, et je continuerai, je le déclare, à ne pas y croire moi-même.

Quant aux écoulements chroniques urétraux liés à la présence d'ascarides lombricoïdes dans le rectum, à l'existence d'hémorrhoïdes tant internes qu'externes, à une diathèse rhumatismale, la seule recherche attentive de la cause qui les produit fera bientôt connaître leur nature spéciale. Enfin, nous l'avons déjà dit, il ne faut pas prendre pour des blennorrhées les suintements muqueux, transparents, limpides, incolores, filants, glaireux.

Traitement de la Blennorrhée.

D'après toutes les considérations qui précèdent, il devient de plus en plus évident que la guérison d'une blennorrhée est parfois une tâche bien rude pour le médecin. Ce n'est pas ce que pensent la plupart des malades : ils viennent lui demander un remède qui détruise, qui *coupe* leur suintement, sans se douter seulement des difficultés sans nombre qui s'opposent à la réalisation de leur désir. Essayons, pour mettre de l'ordre dans l'exposé des moyens curatifs de la blennorrhée, d'établir auparavant quelques règles générales de traitement.

Quand un malade affecté de goutte militaire se présente à moi, je dirige mes recherches vers la connaissance des causes qui ont pu prolonger la durée de sa maladie ; car, de la nature particulière de ces causes, dérivera nécessairement le choix des moyens médicamenteux que je devrai mettre en usage. Je me pose donc tout d'abord cette question : la goutte que je dois tarir est-elle une maladie purement locale, tenant à une viciation, à une exagération de la sécrétion urétrale? Est-elle entretenue par l'incurie du malade qui ne s'est soumis encore à aucune médication, ou qui n'a suivi jusque-là que des traitements irrationnels, incomplets ou irréguliers? Ou bien l'existence de cette goutte est-elle liée à quelque disposition morbide, à quelque phlegmasie chronique, manifeste ou latente, à laquelle l'économie se trouve simultanément en proie? En un mot, toutes mes investigations ont pour but de découvrir si la maladie se présente simple ou compliquée.

S'agit-il par exemple d'une blennorrhée coïncidant avec un trouble des fonctions digestives, il est évident qu'avant de s'attaquer à la maladie de l'urètre, il faut d'abord guérir l'affection de l'estomac ou des intestins. Car aussi longtemps que ces organes seront dans la souffrance, ils exerceront sympathiquement sur la blennorrhée une action fâcheuse qui tendra à en perpétuer la durée. L'observation suivante vient à l'appui de ce que j'avance :

M. L......, employé supérieur dans une administration, vient me consulter pour la première fois le 14 août 1844. Il est affecté depuis le mois de mai de la même année, d'un écoulement urétral qui, traité dès le début par des injections astringentes (1), n'a jamais été ni

---

(1) Il arrive souvent que ces injections employées au début d'une blennorrhagie, la font promptement disparaître, mais il faut convenir aussi que parfois la maladie persiste, passe à l'état chronique et se prolonge ensuite à l'infini.

abondant, ni douloureux. Du reste, M. L... est persuadé que sa maladie est légère : la femme avec laquelle il a eu des rapports n'a pas cessé d'exercer habituellement le coït avec son amant, et ce dernier continue à jouir d'une santé parfaite. Quoi qu'il en soit, la blennor-rhée existe depuis trois mois et n'a pu être détruite par aucune injection répercussive, as-tringente, ou même caustique, ni par les dif-férents remèdes anti-blennorrhagiques qu'on a essayé de lui faire prendre à l'intérieur. Je me hâte d'ajouter que M. L... éprouve depuis plusieurs années divers troubles dans les fonc-tions digestives. Rarement l'appétit vient l'en-gager à se mettre à table, il ne peut ingérer qu'une petite quantité d'aliments à la fois, et presque toujours le travail de la digestion est chez lui long et pénible. Le ventre est souvent distendu par des flatuosités ; la constipation est habituelle. J'oubliais de dire que M. L... est âgé de 32 ans, qu'il présente les attributs du tempérament sanguin nerveux ; sa taille est élevée, ses membres grêles, sont teint pâle. Notons enfin que ses occupations le retiennent chaque jour assis devant un bureau pendant huit à dix heures.

Pour abréger les détails de cette observation, je dirai que tous mes soins furent d'abord dirigés contre l'état maladif des voies digestives. J'envoyai M. L... à la campagne et lui prescrivis seulement quelques moyens hygiéniques, mais par-dessus tout, l'exercice au grand air. Mes conseils furent exactement suivis, et après un mois environ de ce nouveau régime, M. L... dont les digestions se faisaient alors avec facilité, revint à Lyon vers la dernière quinzaine de septembre. L'écoulement n'avait subi aucune modification : tous les matins, une grosse goutte d'un liquide blanc-jaunâtre se montrait spontanément à l'orifice du canal; dans le courant de la journée, quand le malade n'avait pas uriné depuis 3 ou 4 heures, il s'en échappait quelques-unes mais plus petites. Absence complète de douleur.

Ce fut vainement que, mettant à profit l'amélioration survenue dans l'état des voies digestives, je voulus tarir enfin la source de l'écoulement blennorrhéique. Tous les agents théra-

peutiques tant internes qu'externes, les révulsifs cutanés, les caustiques, restèrent complètement inefficaces, et cependant M. L... eut la
constance de suivre pendant quatre mois, avec
la plus grande ponctualité, le traitement que je
lui prescrivis. A la fin, découragé par l'inuti-
lité de mes efforts, ayant vu d'ailleurs les fonctions digestives troublées de nouveau par le
retour aux anciennes habitudes, je conseillai
au malade, dont je m'étais fait un ami, d'aller
réclamer les soins éclairés d'un autre praticien. Sur son refus, je l'engageai à ne plus
s'occuper de son écoulement, ce qu'il fit en
effet.

Au mois de mai 1845, M. L... se soumet
au traitement hydrothérapique, qui ne tarde
pas à exercer la plus heureuse influence sur
l'état des voies digestives. Une éruption éry-
thémato-vésiculeuse, abondante, générale, survient dans le cours de ce traitement. A la fin
de juin, l'écoulement avait disparu pour ne
plus reparaître.

Cette observation sera sans doute trouvée
un peu longue, quoique j'aie pris soin de

passer légèrement sur bien des détails; néanmoins, elle m'a paru très-intéressante à relater sous plus d'un rapport. Elle nous montre d'abord un cas de blennorrhée succédant à la cohabitation avec une femme exempte en apparence de tout symptôme vénérien. En second lieu, elle fait voir l'effet fâcheux qui peut résulter de l'emploi trop prématuré des injections astringentes. Elle prouve ensuite, je crois, jusqu'à l'évidence ce que nous voulions démontrer, la persistance de la blennorrhée, autant de temps que quelque condition morbide existe dans l'organisme. Enfin, elle indique les avantages précieux que l'on peut attendre de l'hydrothérapie, dans quelques cas de maladie chronique.

Ce que nous venons de dire de l'influence exercée par l'état des voies digestives sur la prolongation d'un écoulement, est également vrai pour beaucoup d'autres affections. Ainsi le malade qui se trouve simultanément atteint d'une bronchite, d'un prurigo, etc., et d'un suintement, ne pourra le plus souvent être délivré de ce suintement que si par des moyens appropriés on a préalablement fait disparaître le prurigo ou la bronchite. Il n'est pas moins vrai qu'un état sthénique général, ou l'état opposé, réclament des modificateurs spéciaux qui aident à la guérison de la blennorrhée, et quelquefois même suffisent seuls pour en débarrasser l'économie. Ajouterons-nous que chez les individus sujets habituellement à diverses fluxions catarrhales, on trouve dans les révulsifs et principalement dans les révulsifs cutanés, un auxiliaire utile et souvent indispensable aux moyens anti-blennorrhéiques proprement dits (1).

Mais il est inutile d'insister plus longtemps sur ces différentes considérations; leur justesse est suffisamment connue de tous les médecins doués d'un esprit observateur. Nous supposons donc maintenant que nous avons

(1) J'aurais pu facilement étayer chacune de ces considérations de quelques exemples puisés dans ma pratique. Je préfère, pour ne pas scinder mes observations, les renvoyer un peu plus loin, lorsque je parlerai des moyens spécialement dirigés contre l'écoulement. J'aurai soin alors d'accompagner chaque observation des réflexions qui lui sont propres.

pu discerner si la blennorrhée est simple ou compliquée, que nous saurons enlever les complications par une médication convenable; tout n'est pas dit cependant sur le traitement de cette maladie, il nous reste à l'attaquer par des moyens directs.

La seule énumération de tous les agents thérapeutiques tant internes qu'externes, qui ont été préconisés contre la blennorrhée, serait fastidieuse, et du reste, n'aurait aucune utilité. Nous allons seulement passer en revue ceux qu'une longue expérience a signalés à l'attention des médecins praticiens.

A leur tête viennent à bon droit se placer le baume de copahu et le poivre cubèbe. Il est incontestable que ces deux médicaments jouissent d'une efficacité remarquable dans un grand nombre de cas. Mais combien de fois aussi leur action curative n'est-elle pas tout-à-fait nulle? Combien de fois même, le médecin n'est-il pas forcé d'en abandonner l'emploi, parce qu'après deux ou trois jours, il survient des désordres plus ou moins graves, soit du côté du tube digestif, soit du côté de l'organe cutané? On ne peut que louer les efforts qui ont été tentés pour trouver d'ingénieux procédés, capables de déguiser au malade, l'horrible saveur et l'odeur repoussante de pareilles substances. Malheureusement, on est loin d'avoir réussi. Bien des fois, avant d'avoir obtenu du médicament l'effet désiré, on a dû renoncer à son administration, parce que le malade éprouvait bientôt pour lui une répugnance invincible.

On a vanté beaucoup deux nouvelles préparations, l'huile essentielle de copahu et l'extrait alcoolique de poivre cubèbe. Avant peu de temps, il faut l'espérer, elles seront tombées dans l'oubli, parce que sous cette nouvelle forme ces médicaments irritent plus sûrement et plus promptement les voies digestives, quoiqu'on les donne à plus faibles doses; en second lieu, parce qu'on les trouve le plus souvent falsifiés dans le commerce. C'est là du moins l'opinion qui résulte dans mon esprit, soit des expériences que j'ai voulu tenter sur la foi des autres, soit des renseignements que j'ai pris sur la fabrication et la vente de ces deux produits.

Je suis loin cependant de formuler une exclusion absolue contre le copahu et le cubèbe; j'avouerai même qu'ils ont été pour moi une ressource précieuse dans quelques blennorrhées exemptes de tout traitement, dans d'autres blennorrhées où j'avais, avant leur emploi, modifié la vitalité de la muqueuse urétrale par les caustiques. Les préparations que j'ai pu le plus aisément et le plus longtemps administrer, ont été le baume de copahu liquide, mais enfermé dans une enveloppe de gluten, les infusés aqueux de poivre cubèbe pulvérisé, et divers électuaires formés par le mélange des deux médicaments.

Au reste, je répète ici ce qu'a dit M. Baumès dans son traité des maladies vénériennes, article blennorrhée, 2ᵉ volume : les médicaments spéciaux adressés à la blennorrhagie vers son déclin n'ont *généralement* aucune efficacité contre les suintements, les gouttes. On a beau les donner à des doses élevées et en continuer l'usage pendant longtemps, la maladie persiste et désespère le médecin aussi bien que le malade.

Le goudron, substance visqueuse, brune, demi-fluide, provenant de la distillation des branches du pin, était depuis longtemps employé, soit pour combattre certaines affections de la peau, soit pour modifier la sécrétion bronchique des catarrhes pulmonaires. Dans ces dernières années, M. Ricord l'a fréquemment utilisé contre la blennorrhée. Voici un exemple remarquable de son efficacité, que j'emprunte à l'habile chirurgien de Paris.

M. S..., commissionnaires en soieries, âgé de 45 ans, tempérament nervoso-sanguin, vint réclamer mes conseils, il y a quatre ans, pour une blennorrhée dont il était affecté depuis trois mois, et qui avait succédé à une blennorrhagie légère, traitée seulement par quelques tisanes rafraîchissantes. L'irritabilité des voies digestives est excessive chez M. S...; il est du reste sujet à de violentes crises de gastralgie, qui alternent avec des accès de névralgie trifaciale. J'use avec prudence du poivre cubèbe pour combattre la blennorrhée de M. S...; tou-

tefois j'arrive progressivement à en administrer 15 grammes dans les 24 heures, sans fatiguer les voies digestives. L'effet thérapeutique
est nul. Le copahu que j'essaie ensuite de donner ne peut être supporté. C'est vainement
aussi que j'ai recours, sous forme d'injections,
aux divers liquides astringents et même caustiques les plus réputés contre les écoulements.
La maladie se montre rebelle à tous ces moyens
pendant deux mois; M. S..., appelé subitement
par ses affaires à Paris, va, d'après mes conseils, réclamer les soins de M. Ricord, qui
pour tout traitement lui prescrit l'usage de 12
capsules de goudron, à prendre en trois fois
dans la journée. Le troisième jour, guérison
complète qui s'est maintenue; le malade cesse
les capsules le cinquième jour. Je dois ajouter
que M. S... ne souffre presque jamais ni de sa
gastralgie ni de sa névralgie trifaciale, quand
il se procure les distractions d'un voyage, et
de plus qu'à la suite de l'usage intérieur du
goudron, il éprouva une chaleur vive, insolite,
dans la paume des mains, suivie bientôt de
l'exfoliation par lamelles de l'épiderme de cette
région.

Un aussi beau succès me détermina bien vite à employer le goudron contre la blennorrhée; mais hélas! je dus bientôt renoncer à son usage. Rarement il se montrait aussi efficace que le cubèbe et le copahu, et le plus fréquemment il irritait la muqueuse du tube digestif. Trois fois même j'ai vu survenir, à la suite de son administration, l'érythème cutané général, que déterminent quelquefois les deux anti-blennorrhagiques précédemment cités.

M. Ricord paraît aussi se louer beaucoup dans le traitement des suintements, de l'emploi d'une tisane préparée avec les feuilles de l'uva ursi. Trois malades auxquels cette tisane avait été conseillée, m'ont déclaré en avoir obtenu les plus heureux résultats.

Quant aux astringents divers, végétaux ou minéraux, tannin, ratanhia, sang-dragon, gomme kino, alun, acétate de plomb, je ne les ai jamais employés seuls, pour pouvoir indiquer avec précision la part qui doit leur être faite dans la guérison de la blennorrhée. J'ai toutefois pu m'assurer qu'ils devenaient parfois des adjuvants utiles du cubèbe et du copahu. La térébenthine cuite de Venise me suggère la même réflexion.

Je ne quitterai pas le chapitre des médicaments donnés à l'intérieur contre la maladie qui nous occupe, sans dire quelques mots des divers évacuants du tube digestif par lesquels on a cru devoir combattre quelques suintements. Doit-on recourir à leur emploi en désespoir de cause, quand tous les moyens rationnels ont été épuisés? A cette question je n'hésite pas à répondre : non. Il est toujours possible d'enlever à un écoulement son caractère le plus fâcheux, c'est-à-dire la propriété de se communiquer. Il ne reste plus dès-lors qu'une maladie bien légère, si on la compare à l'irritation qu'on peut déterminer du côté des voies digestives.

Je connais un jeune ouvrier qui, pour se débarrasser d'une *goutte militaire*, eut l'imprudence, il y a trois ans, de suivre les conseils d'un herboriste. Pendant quinze jours il prit tous les matins à jeun une verrée d'un litre de vin blanc dans lequel on avait fait macérer 30 grammes de coloquinte. Il en résulta des selles nombreuses, glaireuses et sanguinolentes. L'écoulement urétral disparut; mais depuis l'usage du médicament incendiaire, ce pauvre jeune homme est en proie à une irritation gastro-intestinale qui l'a réduit au dernier degré d'émaciation. D'ailleurs l'expérience prouve que quand il s'agit de *gouttes*, de suintements légers, les purgatifs, les drastiques ont plutôt pour effet d'augmenter cette maladie que de la supprimer.

Outre les nombreux agents thérapeutiques internes que nous venons d'examiner, on dirige contre les écoulements rebelles une foule de médicaments externes, locaux proprement dits. C'est principalement sous forme d'injections que ces médicaments sont employés.

La méthode des injections, quoique bien ancienne, compte toujours des détracteurs, aussi bien dans le public que parmi les médecins. Pour mon compte, je n'hésite pas à dire et je crois que tous les praticiens seront de mon avis : je renonce à combattre la plupart des blennorrhées, si je ne puis les attaquer directement par les injections. N'est-il pas d'ail-

leurs constant que chez un grand nombre d'individus, les voies digestives sont douées d'une
telle susceptibilité, disons mieux, d'une telle
irritabilité naturelle ou acquise, qu'il serait
imprudent d'employer les médicaments anti-
blennorrhéïques internes.

Quel est donc le motif qui peut faire ainsi
rejeter la méthode des injections par quelques
personnes? Je les entends déjà me répondre
par une accusation des plus graves : les injections sont la cause des rétrécissements de l'u-
rètre. Mais nous nous empressons de leur dire
avec M. le docteur Ricord : « Les rétrécissements du canal ne reconnaissent point pour
cause les injections, ils sont ordinairement en
raison directe de la fréquence et de la durée
des blennorrhagies. »

Il n'est personne, je le suppose, qui puisse
contester toute la valeur de l'opinion de M. Ricord sur cette question ; car cette opinion re-
pose sur une multitude innombrable de faits.
On me permettra d'ajouter ici, que pendant la
durée de mon internat dans les hôpitaux de
Lyon, j'ai vu plusieurs individus venir récla-

mer les secours de la chirurgie pour des rétrécissements qui avaient succédé à des blennorrhagies anciennes, dont aucune injection n'a-
vait contrarié la marche. Chez l'un d'eux no-
tamment, couché à l'Hôtel-Dieu, dans la salle
d'Orléans, au mois de juin 1843, M. Bonnet,
alors chirurgien en chef, reconnut par le ca-
thétérisme l'existence de trois rétrécissements,
distincts. On ne pouvait les attribuer qu'à une
blennorrhagie qui durait depuis quatre ans.
Ce malade déclarait n'avoir pratiqué aucune
injection pour la faire cesser.

Il n'est pas rare aussi de voir survenir des
rétrécissements chez les jeunes gens qui, malgré l'existence d'une blennorrhagie, continuent
leurs habitudes de débauches et entassent
sans cesse, pour ainsi dire, blennorrhagies
sur blennorrhagies. Je me dispense de citer
des faits, tout le monde doit en connaître.

Mais terminons cette petite discussion sur
les conséquences pathologiques supposées des
injections, en abordant des considérations
plus importantes sur les substances qui doivent entrer dans leur composition, sur leur

emploi et sur leur mode d'action dans la blennorrhée.

On a varié à l'infini la formule des injections
que l'on peut diriger contre les écoulements
soit aigus, soit chroniques de l'urètre. Mais
hâtons-nous de le dire : cette richesse appa-
rente n'est bien souvent que de la pauvreté,
et l'embarras du jeune praticien est extrême
quand il doit se prononcer pour telle ou telle
substance, s'il ne possède pas quelques règles
de conduite à cet égard. Essayons d'en tracer
quelques-unes.

Malgré leur grand nombre, les injections
se composent ordinairement, ou de substances
caustiques, ou de substances astringentes, en
dissolution dans de l'eau. Ce sont d'abord des
solutions de nitrate d'argent, de nitrate acide
de mercure, de bi-chlorure de mercure, de muriate d'or et de soude, puis les solutions de
tannin, de sulfate et d'iodure de fer, d'acétate
de plomb, de sulfate et d'acétate de zinc, de
sulfate aluminico-potassique, etc., etc. On de-
vine aisément qu'il ne peut être indifférent
d'employer telle ou telle injection, car chacune

doit avoir un mode d'action particulier. M. le docteur Mialhe nous paraît avoir le premier posé les indications véritables de leur emploi. Dans son traité de l'art de formuler, publié en 1845, M. Mialhe consacre un chapitre à l'examen chimico-thérapeutique des caustiques et des astringents, et il arrive aux conclusions suivantes : Tous les véritables caustiques exercent leur action en se combinant avec les tissus organisés; mais tandis que les uns produisent avec les éléments protéiques ou albumineux de l'économie animale un composé insoluble plus ou moins plastique, d'autres agissent en sens contraire, ramollissent les tissus et les gléïfient en quelque sorte. En d'autres termes, il y a des caustiques coagulants et des caustiques fluidifiants. Cette distinction est capitale et permet de saisir immédiatement pourquoi les nitrates d'argent et de mercure, les chlorures d'antimoine, de mercure, de zinc, caustiques coagulants, ne peuvent être remplacés dans la pratique médicale par la potasse, la soude ou l'ammoniaque qui font partie des fluidifiants.

Mais tous les caustiques qui coagulent l'élément protéïque des tissus organisés, n'agissent pas avec une égale intensité; l'observation démontre que parmi les acides minéraux concentrés, l'acide nitrique tient le premier rang, relativement à l'effet plastifiant qu'il détermine; que les chlorures d'antimoine et de zinc ont un pouvoir coagulant plus marqué que les chlorures mercurique et aurique; que la cautérisation du nitrate mercurique, l'emporte sur celle du nitrate argentique; celle du sulfate de cuivre sur celle de l'acétate de la même base. Enfin l'expérience a encore appris à M. Mialhe que la créosote et l'acide acétique très-concentré sont les deux substances qui coagulent le plus complètement l'albumine, ou pour mieux dire, qui forment avec elle un coagulum plus stable. On doit même encore donner la préférence à la créosote sur l'acide acétique, parce que son coagulum est insoluble dans un excès de sérum, et que celui de l'acide acétique est au contraire très-soluble.

J'avoue que la lecture des lignes précédentes

fut pour moi un trait de lumière. Je trouvai aussitôt l'explication d'une foule de phénomènes dont jusqu'alors je n'avais pu me rendre un compte exact. Il en fut de même, quand j'eus rencontré dans l'ouvrage de M. Mialhe les propositions suivantes sur l'action des astringents : «Tous les véritables astringents appartiennent à la classe des coagulants, c'est-à-dire à la classe des agents chimiques susceptibles d'entrer en combinaison avec les éléments albumineux du sang et de former avec eux un composé insoluble.

« Tous les caustiques coagulants, employés en petite quantité ou mélangés avec une substance qui affaiblit leur action (l'eau par exemple), deviennent des caustiques superficiels, des *cathérétiques*, et lorsqu'on s'arrange de manière que leur effet coagulant soit à peine sensible, ils rentrent alors dans la classe des astringents.

« Tous les caustiques diffèrent donc assez peu des astringents, puisqu'on peut à volonté changer leur action escharotique en une action simplement astrictive ; mais la réciproque ne peut avoir lieu. Le coagulum déterminé par les astringents peut toujours être rendu soluble à la faveur des agents de dissolution que renferment nos humeurs, et le tissu organique ne tarde pas à reprendre ses fonctions, tandis que l'eschare qui résulte d'un caustique a déterminé une désorganisation trop profonde pour que le coagulum puisse être rendu soluble, ou du moins pour que le tissu puisse reprendre sa vitalité première.

« Tous les astringents ne manifestent pas leur action avec une égale intensité; les sels qui sont avec excès d'acide, les sels qui ont pour base un oxyde métallique peu électro-positif, abandonnant aisément l'acide auquel il est uni, constituent en général des astringents plus efficaces. Ils ont, pour mieux dire, une action astrictive plus pénétrante que les sels qui offrent des propriétés chimiques opposées. C'est ainsi, par exemple, que le coagulum astrictif formé par le sulfate de zinc est plus profond que celui auquel l'acétate de plomb donne naissance; or, chacun sait que la douleur produite par ce dernier n'est pas à comparer à la douleur produite par le premier.

« Examinés à ce dernier point de vue, les astringents peuvent aussi être divisés en deux classes. Première classe. — Astringents dont l'action peut se faire sentir profondément dans les tissus. A cette série appartiennent l'alun, le sulfate de zinc, le sulfate de cadmium, etc. Deuxième classe. — Astringents dont l'action est toujours beaucoup plus superficielle. Ce groupe comprend l'acétate et le sous-acétate de plomb, le nitrate d'argent très-affaibli, le tannin, etc.

« Les astringents de la première classe, employés en excès, redissolvent le coagulum, et l'astriction est alors changée en une véritable fluidification ; tandis que les astringents de la seconde classe, employés en excès, déterminent seulement un effet astrictif local plus prononcé ; mais l'action n'est jamais aussi profonde, et le coagulum, loin de disparaître, devient au contraire plus plastique. »

Qu'on me pardonne la longueur de cette citation ; elle m'a paru, beaucoup mieux que tout ce que j'aurais pu dire, nécessaire pour établir les règles générales qui doivent guider le médecin dans l'emploi des injections. Je vais maintenant confirmer par des faits tirés de ma pratique médicale, la vérité des principes posés précédemment par M. le docteur Mialhe.

PREMIÈRE OBSERVATION.

M., ouvrier en soie à la Croix-Rousse, âgé de 20 ans, jouissant habituellement d'une bonne santé, n'étant sujet à aucune disposition morbide, à aucun mouvement fluxionnaire, m'est amené par un de ses amis le 12 juin 1842. Ce jeune homme est affecté, depuis six mois, d'un écoulement urétral qui n'a présenté un peu d'acuité que pendant trois semaines environ, puis il est devenu chronique. Une goutte de mucus purulent, blanc-jaunâtre, se montre tous les matins à l'orifice du canal, parfois aussi dans la journée. C'est la première maladie vénérienne. Aucun traitement n'a été suivi. Je lui prescris de faire chaque jour 3 injections dans le canal avec la solution suivante :

R. Eau distillée, ... 100 gram.

Nitrate acide hydrargyrique   1 goutte.

Huit jours après, je revois le malade. Son écoulement a cessé dès le troisième jour de l'emploi des injections ; il les a cependant continuées pendant toute la semaine, en diminuant progressivement leur nombre. L'injection du liquide n'a déterminé aucune douleur, il le retenait dans le canal pendant une minute environ. La guérison a été complète.

C'est là, comme on vient de le voir, un fait remarquable de l'action astrictive exercée sur le canal par une solution légère de nitrate mercurique. Je ne connaissais pas à cette époque l'ouvrage de M. Mialhe. Le fait suivant n'est pas moins digne de fixer l'attention.

DEUXIÈME OBSERVATION.

M. C. âgé de 30 ans, employé comme garçon de recette dans un magasin, est d'un tempérament lymphatique sanguin, il est sujet aux fluxions catarrhales sur les muqueuses pituitaire et bronchique. Il a eu déjà antérieurement deux blennorrhagies qui ont duré de 2 à 3 mois. Il vient me consulter le 15 septembre 1842, pour une blennorrhée qui a commencé il y a un an. M. C. dans le but de la guérir a eu recours, mais en vain, aux injections de divers liquides astringents : eau végéto-minérale, solution affaiblie de nitrate d'argent, eau vineuse, etc. On a essayé pendant quelques jours des anti-blennorrhagiques internes, mais les voies digestives n'ont pas permis de les continuer. L'écoulement persiste et désespère M. C. qui est obligé de se livrer à de longues courses pendant toute la journée. Ma première prescription est la suivante :

R. Eau distillée . . . . 50 grammes

Nitrate acide hydrargyr. 1 goutte

faire 3 injections par jour, comme dans le cas précédent.

Le malade revient me voir trois jours après, le 18 septembre, l'écoulement est aussi abondant, mais il a changé de couleur et de consistance, il est moins épais et d'un blanc plus pâle. Mais en même temps la sensibilité du canal s'est réveillée, l'excrétion des urines occasionne un peu de douleur. Prenant cette circonstance en considération et sachant par expérience qu'elle indique un passage prochain de la maladie à l'état aigu, qui retardera la guérison, je fais cesser la solution de nitrate mercurique et commencer l'usage des injections avec le liquide suivant :

R. Eau distillée . . . . 100 grammes

Acétate de plomb crist. . 1 id.

Continuer à faire 3 injections par jour.

De plus, en ayant égard à la disposition aux fluxions catarrhales de mon malade, à l'habitude qu'avait l'urètre d'une exagération de sécrétion, à l'ancienneté de la maladie, je fais appliquer à l'hypogastre préalablement rasé, un emplâtre de poix de Bourgogne saupoudré de 50 centigram. de tartre stibié.

Le 22 septembre le malade revient tout joyeux, l'écoulement a diminué de moitié, plus de douleur en urinant. L'emplâtre a déterminé l'éruption d'un grand nombre de petites pustules. Je le fais enlever et remplacer par une bande de diachylon gommé, en ayant soin de recommander au malade d'entretenir la suppuration des pustules à l'aide de la pommade épispastique. Je prescris en injections la solution nouvelle que voici :

Eau distillée . . . . . . 100 grammes
Acétate de plomb . . . 2 id.

Je ne revois le malade que le 30 septembre, l'écoulement mucoso-purulent a complètement cessé, mais le canal reste humide. Je conseille alors de faire, pendant 15 jours, 2 injections dans les 24 heures avec la solution suivante :

Eau distillée , ... 125 grammes
Tannin bien pur . . . 1 id.

Le malade devra laisser peu à peu tarir la suppuration établie à l'hypogastre. Guérison complète.

L'observation de ce malade me suggère plusieurs réflexions. On voit d'abord l'heureuse influence exercée sur la nature de la sécrétion morbide de l'urètre, par les injections faites avec la solution de nitrate acide de mercure. Pourquoi les ai-je fait cesser, aussitôt que des douleurs se sont manifestées? parce que, je le répète, l'expérience m'a appris bien des fois que cette irritation causée par le médicament, nuit au succès du traitement. J'en dirai bientôt de même des solutions de nitrate d'argent, de bi-chlorure de mercure. N'y a-t-il pas eu, dans ce cas, effet fluidifiant produit par la solution caustique et dès lors cessation de l'action astrictive? je le pense, et ce qui me paraît le prouver, c'est l'efficacité de la solution d'acétate de plomb, employée après la précédente. Je pourrais citer un grand nombre de blennorrhées ainsi guéries promptement par l'action successive d'une solution caustique et d'une solution astringente. Je m'en abstiens. Mille faits semblables ne prouvent pas plus qu'un seul étayé par le raisonnement.

On a pu voir encore par l'observation de de M. Ch.... quels motifs m'avaient déterminé à lui faire appliquer un emplâtre suppuratif. Qu'on me permette à ce sujet de nouvelles réflexions.

Je fais habituellement placer ces emplâtres, au moment où la blennorrhée me paraît modifiée, au moment où l'écoulement diminue, change de nature et semble vouloir cesser. J'ai soin de continuer l'action révulsive pendant dix jours au moins, après la cessation complète de la maladie. Il est quelques précautions à prendre à leur égard : 1° Ne pas laisser les pustules devenir trop volumineuses, car alors elles causent de vives douleurs, gênent les mouvements de la partie sur laquelle elles siégent, et laissent des cicatrices profondes très-manifestes; il faut pour cela enlever l'emplâtre de bonne heure; 2° raviver de temps en temps les surfaces suppurantes par des pommades excitantes, et surtout par la pommade d'Autenrieth; mais cette dernière demande à être employée à dose très-minime, autrement elle produirait une inflammation excessive.

Ces emplâtres sont appliqués tantôt à l'hypogastre, tantôt au bras, tantôt dans la région dorsale. En général, j'ai reconnu que pour un suintement léger, une simple goutte, il valait mieux appliquer l'emplâtre à l'hypogastre qu'aux bras ou au dos. Quand l'écoulement est encore abondant, c'est le bras que je choisis le plus souvent. Je dois bien avouer que parfois je suis obligé de condescendre un peu aux désirs des malades, ou de me prêter aux exigences de leur profession.

Je retire des effets tellement avantageux dans le traitement de la blennorrhée, des révulsifs cutanés, que je ne saurais trop en recommander l'usage. J'ai donc cru devoir insister un peu longuement sur la manière de les diriger.

Je vais encore citer deux cas de guérison de blennorrhée, obtenue par l'usage de la solution nitro-mercurique :

Troisième observation

M. R..... est affecté d'un écoulement chronique, qui a succédé à une blennorrhagie et qui a résisté successivement depuis 4 mois à la potion de Chopart, au cubèbe, aux injections faites avec des solutions de nitrate d'argent, de tannin. Le 18 novembre 1842, il commence à se servir du liquide suivant pour injections :

R. Eau distillée . . . . 60 grammes
Nitrate acide hydrargyr. . 1 goutte

Le 20, diminution de l'écoulement. Le 22, état stationnaire. Nouvelle formule :

R. Eau distillée . . . . 100 grammes

Nitrate acide hydrarg. . .   2 gouttes

Le 26, cessation de l'écoulement. Continuer les injections pendant une huitaine de jours, en affaiblissant progressivement la solution employée. La guérison s'est maintenue.

QUATRIÈME OBSERVATION

M. B.... est atteint d'une blennorrhée dont le début remonte à six mois. Il a eu recours inutilement, à la solution de sulfate de zinc de M. Lisfranc, à des pilules de térébenthine et de cubèbe, à des opiats mélangés de cubèbe et de copahu, et enfin aux injections avec une solution de nitrate d'argent. L'écoulement s'est montré rebelle à l'emploi de tous ces moyens. Il vient me consulter le 13 décembre 1842. Je lui donne la formule d'injections qui suit :

R. Eau distillée . . . . 100 grammes

Nitrate acide hydrarg. . . . 2 gouttes

Le 17 décembre, diminution de l'écoulement.

Le liquide injecté n'a pas produit de sensation plus vive que l'eau ordinaire. Je double la dose du nitrate mercurique. Guérison complète au bout de peu de jours.

Je n'ajouterai rien aux détails qu'on vient de lire dans ces deux observations. Je me permettrai seulement de saisir cette occasion d'exprimer mon opinion sur les solutions de nitrate d'argent. On a vu que ces deux malades les avaient employées sans succès. Je déclare que je suis bien loin de partager l'espèce d'enthousiasme que professent beaucoup de médecins pour le nitrate d'argent. J'ai voulu dans quelques cas faire avorter la blennorrhagie au début, avec des solutions concentrées, je n'ai réussi qu'à déterminer une inflammation violente de la muqueuse urétrale et l'écoulement s'est montré ensuite très-tenace.

J'ai donné mes soins à trois malades affectés de névralgie urétrale très-douloureuse, très-inquiétante et qui n'était que le résultat de pareilles injections.

Depuis longtemps je n'emploie contre la blennorrhée que des solutions très-faibles, deux centigrammes, de nitrate d'argent pour cent grammes d'eau distillée, et je déclare n'avoir qu'à m'en applaudir. Hunter l'a dit avec raison : quand on veut employer des injections irritantes, il faut s'assurer d'abord, s'il est possible , qu'elles ne feront aucun mal.

Je désire bien, qu'après avoir lu les quatre observations précédentes, on ne pense pas que j'aie pu me croire en possession d'un remède vraiment spécifique contre les écoulements. Je sais trop qu'un tel remède ne peut exister, et d'ailleurs, l'expérience serait bientôt venue m'enlever une aussi douce illusion, si j'avais pu l'avoir un seul instant. Je ferai seulement observer qu'en étudiant avec le plus grand soin les effets thérapeutiques de la solution nitro-mercurique, j'ai réussi par cette solution à guérir plusieurs suintemens très-anciens. Mais, malgré tous mes efforts, un grand nombre de blennorrhées se montraient rebelles, et je dus chercher un nouvel agent qui pût en triompher.

Je le trouvai dans le bi-chlorure de mercure, il y a dix-huit mois environ. Or, voici

tout d'abord la manière d'employer cette substance et les résultats curatifs auxquels je suis
arrivé. Ce n'est qu'à des doses très-petites,
que j'emploie le sel de mercure, j'en fais dis-
soudre ordinairement un centigramme seulement, dans 100 grammes d'eau distillée, d'autres fois je double cette dose. Je recommande
au malade de ne retenir le liquide injecté dans
le canal, que pendant 15 à 20 secondes, et
presque toujours pour tâter en quelque sorte
sa susceptibilité; je fais pratiquer l'injection
immédiatement avant d'uriner. Si les trois
premières injections n'ont pas déterminé de
douleur, si l'écoulement n'est pas devenu plus
abondant, c'est au contraire, immédiatement
après avoir uriné, que le malade use du médicament. Il ne fait jamais plus de trois injections dans les 24 heures.

J'insiste sur toutes ces petites précautions,
parce que souvent il en a coûté beaucoup au
malade, pour n'avoir pas voulu s'y conformer
avec exactitude. Ainsi par exemple, un jeune
homme affecté de blennorrhée, auquel je prescris l'usage de la solution bi-chlorurée, croit

devoir garder cette solution dans l'urètre pendant cinq minutes. Il survient presque aussitôt une inflammation très-vive du canal, accompagnée d'un écoulement mucoso-purulent très-abondant, qui nécessite l'emploi de moyens anti-phlogistiques très-actifs pendant huit jours; et cela, sans résultat favorable pour la blennorrhée. Dans une autre circonstance, un pharmacien peu consciencieux ne donne qu'*approximativement* la dose prescrite par l'ordonnance, il y a cette fois encore production d'une urétrite très-intense.

Je crois nécessaire de rappeler ici l'observation pratique que j'ai déjà faite à l'occasion des solutions de nitrate acide de mercure et de nitrate d'argent; il faut cesser l'usage du remède, aussitôt qu'il détermine de l'irritation. Cependant, je ne m'inquiète pas d'une douleur légère qui se manifeste presque toujours dans la fosse naviculaire, pendant l'usage des injections, si l'écoulement ne devient pas plus abondant. Cette douleur se fait sentir pendant la miction seulement.

Je ne puis donc partager l'opinion de

M. Baumès, sur l'emploi des solutions de bi-
chlorure de mercure, et je crois que cet habile praticien fera bien de modifier la note
qu'il a mise au bas de la page 109ᵉ du 2ᵉ volume de son *Traité pratique des maladies vénériennes*, chapitre de *la Blennorrhée*. Cette
note est conçue en ces termes : « Quelques-
« uns avaient proposé comme d'une effica-
« cité supérieure à toutes les substances que
« nous venons d'indiquer, une solution de
« 5 , 10 , 15 centigrammes et même plus de
« sublimé dans 30 à 60 grammes d'eau dis-
« tillée ; mais l'expérience n'a pas confirmé
« cette assertion. »

Les effets physiologiques de la solution que
je préconise, doivent donc être à peu près
nuls, et cependant, les effets thérapeutiques
sont remarquables, et ne tardent pas à se
manifester. Deux ou trois injections suffisent
quelquefois pour tarir tout-à-fait l'écoulement. En voici quelques exemples :

PREMIÈRE OBSERVATION.

M. A. L.... âgé de 32 ans, chef de commerce, d'un tempérament sanguin lymphatique, est atteint d'une blennorrhagie urétrale, le 15 octobre 1845, trois jours après un coït impur avec une fille publique. Comme il est marié et père de famille, il s'empresse de recourir aux soins d'un médecin, le premier jour de l'apparition de l'écoulement. On lui conseille sans succès des solutions très-concentrées de nitrate d'argent en injections : 50 centigrammes, 1 gramme, 2 et même 3 grammes, dissous dans 30 grammes d'eau distillée. Chose remarquable ! Effets physiologiques peu sensibles.... Effets thérapeutiques nuls. Le cubèbe, le copahu, administrés sous diverses formes et tolérés longtemps par les voies digestives, sont sans efficacité. Après un mois de l'emploi de ces divers moyens, M. L..... voyant persister son écoulement, se résigne à suivre un traitement anti-phlogistique rigoureux. L'écoulement peu abondant jusque-là, le devient beaucoup, et de vives douleurs se font sentir dans toute la longueur du canal. Peu à peu cependant, l'inflammation diminue, cesse tout-à-fait; mais l'écoulement persiste, en moindre quantité il est vrai, moins épais, et moins jaunâtre. On le combat de nouveau par des injections astringentes avec des solutions de sulfate de zinc, de tannin, de muriate d'or, tout est inutile; il persiste sous forme de goutte militaire.

Enfin le 17 février, quatre mois après le début de la maladie, M. L..... vient me consulter. Je lui conseille pour tout traitement, l'usage de la solution suivante :

R. Eau distillée . . .   60 grammes.

Bi-chlorure hydrargyr.   0,01 centigr.

Le 19, cessation complète de l'écoulement. Pour prévenir toute récidive, je recommande au malade d'user pendant une huitaine de jours encore de cette solution plus affaiblie :

R. Eau distillée. . .   100 grammes.

Bi-chlorure hydrargyr . 0,01 centigr.

La guérison ne s'est pas démentie.

DEUXIÈME OBSERVATION.

M. P...., commis-négociant dans un magasin de soieries, âgé de 28 ans, d'un tempérament lymphatique, a eu précédemment trois blennorrhagies qui se sont montrées très-tenaces. La quatrième pour laquelle il vient me consulter date de cinq mois; elle a été traitée par des injections astringentes à son début, mais sans résultat favorable, puis elle a semblé défier toutes les médications. Traitement antiphlogistique sévère pendant deux mois, suivi d'un traitement par les anti-blennorrhagiques, copahu, cubèbe, térébenthine de Venise, administrés sous toutes les formes, en électuaires, potions, pilules et lavements. Des injections avec des solutions de sulfate de zinc, d'acétate de plomb, de nitrate d'argent, se montrent alors inefficaces, comme elles l'ont été au début de la maladie. Le 8 octobre 1845, M. P... m'est envoyé par un de mes amis. Je lui donne la formule d'injections qui suit :

R. Eau distillée. . . 100 grammes.
Bi-chlorure hydrargyr. . 0,01 centigr.

Observer les précautions convenables. Guérison complète et sans récidive, trois jours après.

Je n'accompagne ces observations d'aucun
commentaire, mais j'engage vivement mes honorables confrères à employer les solutions
bi-chlorurées précédentes. Ils verront de quelle
efficacité merveilleuse elles jouissent contre
une maladie souvent désespérante par sa té-
nacité.

Je dois me permettre encore quelques
avis à ce sujet : il arrive quelquefois que la solution de bi-chlorure de mercure réduit l'écoulement à l'état de liquide muqueux, clair, limpide, ou à peine trouble. Quoiqu'à cet état il
ne soit plus une maladie fâcheuse pour le malade, je me suis bien trouvé, pour calmer ses
craintes, de l'emploi de solutions astringentes,
préparées ordinairement avec le tannin,
l'alun, l'acétate de plomb, à faibles doses :
10, 15, 20, 50 centigrammes dans 100 grammes d'eau distillée.

TROISIÈME OBSERVATION.

M. D..., âgé de 27 ans, originaire du duché de Nassau, voyageur de commerce, contracte une blennorrhagie à Venise, au mois d'août 1845. Elle est d'abord traitée par les adoucissants pendant six semaines environ, puis on administre au malade de fortes doses de cubèbe. Résultat thérapeutique nul. Il faut noter que le malade faisait de temps en temps quelques écarts de régime. Un mois après, il était de nouveau traité à Marseille par les anti-blennorrhagiques et des injections astringentes avec l'acétate de plomb. Cette fois encore, quoique le malade, désireux de se guérir, se conforme plus soigneusement aux prescriptions de son médecin, l'écoulement se montre rebelle à l'action des médicaments. Enfin il arrive à Lyon à la fin de novembre et vient me consulter le 8 décembre. Je lui conseille l'usage de la solution suivante :

R. Eau distillée . . . 60 grammes.
Bi-chlorure hydrargyr. . 0,01 centigr.

Le 11 décembre je modifie ma première prescription de la manière suivante : faire tous les matins une injection avec la solution bi-chlorurée ; dans le milieu du jour et le soir en se couchant, employer pour injections le liquide suivant :

R. Eau distillée. . . 60 grammes.

Tannin bien pur. . . . 0,25 centigr.

Je revois le malade le 15 décembre, l'écoulement a complètement cessé.

QUATRIÈME OBSERVATION.

M. P..., ouvrier typographe, âgé de 20 ans, conserve depuis quinze jours une *goutte militaire,* à la suite d'un traitement anti-blennorrhagique qui a duré six semaines. Il commence, le 19 février 1846, l'usage des injections avec :

R. Eau distillée. . . 100 grammes.

Bi-chlorure hydrargyr . 0,01 centigr.

Je lui conseille de revenir me voir trois jours après. Ce n'est que le 27 février que je reçois sa visite. Son écoulement blennorrhéique a cessé, mais le canal reste humide. Je lui conseille de pratiquer matin et soir une injection avec :

R. Eau distillée. . . 60 grammes.

Tannin bien pur. . . . 0,15 centigr.

Dix jours après, la guérison est complète.

CINQUIÈME OBSRVATION.

M. P. D..., âgé de 18 ans, contracte, le 19 mars 1845, une blennorrhagie qui est traitée, dès son apparition, par les capsules de Raquin et des injections astringentes. Le 9 avril je reçois la visite de M. P. D...; l'écoulement existe toujours; le liquide excrété est peu abondant et d'un blanc pâle ; il n'y a jamais eu de douleur. Je lui conseille l'emploi des injections suivantes :

R. Eau distillée. . . 100 grammes.

Bi-chlorure hydrargyr. . 0,01 centigr.

Le 13 avril, comme l'écoulement persiste, je remplace cette première formule par la suivante :

R. Eau distillée . . . 60 grammes.

Bi-chlorure hydrargyr. . 0,01 centigr.

Le 16 avril, il ne reste plus qu'un peu d'humidité dans le canal; le malade éprouve depuis deux jours une légère cuisson dans la fosse naviculaire, quand il urine. Je lui recommande l'usage des injections avec :

R. Eau distillée. . . . . 100 gr.
Sulfate aluminico potassique. . 0,25 cen.
Laudanum liq. de Sydenham.   1 gr.

Le 27 avril, le malade vient m'annoncer qu'il est complètement guéri depuis trois jours. Je lui conseille de continuer l'usage des injections pendant quelques jours.

SIXIÈME OBSERVATION.

Le 2 mars 1846, M. C..., fabricant de soieries, vient me voir et me raconte qu'il a eu des rapports avec une femme publique deux jours auparavant. Comme M. C..... a été plusieurs fois affecté de blennorrhagie, il a eu soin de s'assurer fréquemment de l'état de son canal de l'urètre, depuis son contact impur avec cette femme. Le matin même du 2 mars, il a vu les lèvres du méat un peu agglutinées;

mais dans mon cabinet, malgré une attention scrupuleuse, je ne puis découvrir aucun signe d'écoulement. Le lendemain, 3 mars, il n'en est plus ainsi. Quelques petites taches jaunâtres apparaissent sur la chemise, et, en comprimant avec soin l'extrémité du canal avec les doigts, on voit apparaître à l'orifice, en petite quantité, un liquide jaune, épais. Sur les instances du malade, je lui donne pour injections la formule suivante :

R. Eau distillée. . . 100 grammes.

Bi-chlorure hydrargyr . 0,01 centigr.

A pratiquer trois fois dans les 24 heures. Après la deuxième injection, toute trace d'écoulement disparaît pour toujours.

RÉFLEXIONS.

Je n'ai pu résister au désir de rapporter ce cas de guérison par ma solution bi-chlorurée, quoique la maladie ne me paraisse pas une blennorrhée, mais plutôt une blennorrhagie commençante.

C'est dans le but d'en conseiller l'usage contre tous les écoulements, le 1er ou le 2me jour de leur apparition, lorsqu'il u'y a pas encore de trace manifeste d'inflammation à l'extré-mité dn canal, lorqu'on n'aperçoit pas encore une plaque érythémateuse sur le gland au-tour du méat urinaire. Quand cette inflam-mation, quand cet érythème existe, la solution devient inefficace. On a pu voir du reste par l'observation 5me, qu'elle venait très-avanta-geusement en aide au traitement abortif de la blennorrhagie quand il n'avait réussi qu'à demi.

Je pourrais multiplier mes observations sur l'heureux emploi de la solution de bi-chlorure de mercure, pour faire cesser les écoulements chroniques, mais je m'arrête, parce que les nouveaux faits ressembleraient à ceux que j'ai déjà cités. Je me résumerai donc, en disant que cette solution, douée d'une propriété as-trictive très-évidente, constitue pour moi l'anti-blennorrhéique par excellence. Je dois ajouter encore que son efficacité m'a paru d'autant plus grande, que l'individu affecté de blennorrhée était d'une constitution plus molle, plus humide, si je puis m'exprimer ainsi, d'un tempérament plus lymphatique. Or, ne sait-on pas que chez ces individus les flux catarrhaux sont très-fréquents et très-persistants?

Je me suis à dessein arrêté long-temps sur l'action thérapeutique des solutions de nitrate acide et de bi-chlorure de mercure dans le traitement de la blennorrhée, parce qu'à mon avis, il n'existe pas de médicaments plus efficaces. Je me crois donc dispensé de parler avec détails des solutions astringentes, toniques, telles que les solutions d'alun, de sulfate de zinc, de tannin, d'acétate de plomb, de sulfate et d'iodure de fer, etc., etc. Utiles contre la blennorrhagie à son déclin, ces préparations n'exercent le plus souvent aucune influence favorable sur la blennorrhée. Je répète toutefois que souvent on se trouvera bien de les employer concurremment avec les solutions nitro et bi-chloruro-mercuriques.

Arrivé à cette partie du traitement de la blennorrhée, je pense qu'on va me demander quels sont les moyens curatifs que je dirige contre le grand nombre des gouttes, des suintements que j'ai dit être déterminés par une irritation chronique de la partie profonde de l'urètre? Pour tous les médecins, en effet, qui connaissent vers quelle portion du canal le liquide des injections se trouve ordinairement arrêté, il est évident que tous les suintements, toutes les gouttes dont j'ai rapporté plus haut l'observation, ne provenaient pas du fond du canal, c'est aussi mon avis, et voici ma réponse : c'est encore aux deux sels de mercure que je vais avoir recours. Entrons dans quelques développements à cet égard.

Lorsque je quittai l'hospice de l'Antiquaille, il y a six ans, je demeurai convaincu que le meilleur remède contre cette classe de suintements, était le nitrate d'argent solide, porté au fond du canal à l'aide du porte-causstique de M. Lallemant. Je lui avais vu opérer des merveilles, je dois le dire, entre les mains de M. le docteur Baumès, pour des malades couchés dans les infirmeries.

Forcé bientôt après par les circonstances, de soigner en ville des malades affectés de blennorrhée, je voulus à mon tour essayer du médicament presque infaillible. Mais hélas! ô déception! comme en éprouvent souvent les jeunes praticiens! Soit manque de dextérité de ma part, soit conduite irrégulière de la part du malade, je ne vis nullement se réaliser les beaux rêves que j'avais formés. Je rencontrai d'ailleurs des malades que le mot seul de cautérisation faisait frissonner, d'autres qui n'avaient obtenu aucun résultat avantageux de plusieurs cautérisations successives; d'autres enfin, quoique guéris par l'emploi de ce moyen, ne pouvaient oublier les douleurs atroces, les hémorrhagies effrayantes parfois, qui en avaient été la conséquence. Je songeai dès lors à chercher un agent caustique qui pût remplacer avec avantage le nitrate d'argent, dans presque tous les cas.

Je m'empresse de dire que je l'ai trouvé dans le nitrate acide de mercure d'abord, et dans le bi-chlorure de mercure ensuite. Commençons par le nitrate acide de mercure.

Les succès obtenus par M. Vidal de Cassis à Paris, par M. le docteur Baumès à Lyon, dans le traitement des leucorrhées anciennes, par l'emploi d'une solution de nitrate acide de mercure, injectée dans l'intérieur de l'utérus, ces succès, dis-je, me portèrent à penser que la blennorrhée, assimilable sous beaucoup de rapports à la leucorrhée, pouvait être guérie par le même moyen ; je songeai dès lors à porter dans le fond de l'urètre une solution de nitrate acide de mercure.

Depuis bientôt cinq ans, des faits nombreux de guérison sont venus me prouver que je ne m'étais pas trompé. Voici du reste le procédé fort simple que je suis, pour faire l'injection de la solution nitro-mercurique dans le fond du canal.

Il n'est besoin pour la pratiquer, que d'une sonde dite de gomme élastique, n° 8 ou 9 très-flexible, ouverte seulement à ses deux extrémités, et d'une petite seringue en verre. Le malade a dû retenir ses urines pendant 3 ou 4 heures avant la petite opération, afin que la solution caustique, en arrivant dans la vessie, vienne s'y mêler aussitôt.

Je fais placer le malade debout devant moi,

et saisis l'extrémité de la verge entre le pouce et l'indicateur de la main gauche. Avec la main droite, j'introduis la sonde préalablement frottée, pour la rendre plus flexible, et huilée pour faciliter son glissement. Je fais pénétrer cet instrument avec lenteur, en ayant soin de tenir la verge allongée, pour faciliter son introduction dans la partie spongieuse et pour empêcher que l'ouverture vésicale de ma sonde ne soit arrêtée par les plis de la muqueuse de l'urètre. Je reconnais bientôt qu'elle est arrivée vers la portion membraneuse, à la la résistance que j'éprouve à la faire avancer. Je m'arrête un instant, et confie alors à l'une des mains du patient, une cuvette destinée à recevoir l'urine que bientôt je ferai sortir par la sonde. Cela fait, je pousse l'instrument à travers les portions membraneuse et prostatique, et le fais pénétrer dans la vessie. Aussitôt que quelques gouttes d'urine se sont écoulées, je retire l'instrument dans l'étendue de 3 à 4 cent., ou plutôt je le fais revenir en deçà du point qu'auparavant j'ai reconnu pholgosé, par le passage d'une bougie exploratrice.

A ce moment de l'opération, le malade saisit sa verge de ses deux mains, et comprime d'une manière exacte le canal de l'urètre contre la sonde, afin d'empêcher son déplacement. Je pratique alors par l'orifice extérieur de la sonde, une, deux, ou trois injections avec la solution caustique. Ordinairement il suffit d'en faire deux ; puis, je retire l'instrument, et engage le malade à garder ses urines pendant quelques minutes. L'opération est bien faite, quand le liquide de l'injection, après avoir traversé le fond du canal, a pénétré dans la vessie ; alors en retirant la sonde, il ne s'échappe au dehors que quelques gouttes de la solution.

Je vais maintenant décrire les effets physiologiques et thérapeutiques de l'opération : douleur légère produite par le passage de la sonde ; sensation de froid dans le fond du canal, mais sensation qui n'a rien de désagréable, ressentie par le malade au moment où le liquide de l'injection traverse cette partie du canal ; deux ou trois minutes après, chaleur plus ou moins vive dans la région parcourue par la solution caustique. Je ne tarde pas à faire uriner le malade, et c'est alors que, souvent il éprouve une cuisson assez vive. Cette cuisson se fait encore sentir une, deux ou trois fois, pendant l'excrétion des urines, dans les 24 heures qui suivent. Quelquefois aussi, le malade est tourmenté par des envies fréquentes d'uriner; mais je m'empresse de le déclarer, tous ces symptômes durent peu, et chez la plupart des malades, ils manquent presque complètement. J'ai toutefois la précaution de recommander le repos au malade, et c'est dans le but de l'obtenir plus complet, qu'en général, je procède à l'opération, à une heure un peu avancée de la soirée. Le lendemain, il peut vaquer à ses occupations, en évitant les exercices pénibles. Quant à l'écoulement, il peut être modifié de plusieurs manières : tantôt il devient un peu plus abondant et plus épais pendant les deux premiers jours, tantôt au contraire il diminue de quantité, et devient plus clair; parfois encore il cesse tout-à-fait de se produire. Quand il devient très-abondant, c'est un signe fâcheux; il faut attendre plusieurs jours pour faire une nouvelle injection, recourir à une solution plus faible, ou même renoncer tout-à-fait à l'emploi de ce moyen.

Il est rare, je dois l'avouer, qu'une seule cautérisation suffise pour détruire complètement la blennorrhée. On en pratique donc une seconde, 3 jours après la première, si l'écoulement persiste. Le plus souvent je n'en fais que deux, quelquefois trois et même quatre. La solution dont je me sers, est d'abord la suivante:

R. Eau distillée. . . . 15 grammes.

Nitrate acide hydrargyrique. 3 gouttes.

Pour les cautérisations subséquentes, j'augmente progressivement la dose du nitrate de 2, 3, 4 gouttes et plus. On conçoit que je dois me guider en cela, d'après la susceptibilité du canal, l'ancienneté de la maladie, et surtout d'après les effets obtenus par la cautérisation qui a déjà été faite. Il est impossible d'établir des règles fixes à cet égard.

Quoi qu'il en soit, j'ose affirmer, sans craindre d'être démenti par des faits, que je n'ai pas encore vu cette cautérisation suivie d'accidents de quelque gravité. Jamais je n'ai vu survenir d'hémorrhagie, même légère ; jamais le malade n'a conservé, pendant un temps plus ou moins long, ces douleurs névralgiques dans le fond du canal, qui succèdent quelquefois à la cautérisation par le nitrate d'argent solide. Qu'on me permette d'invoquer à ce sujet mon expérience appuyée sur une centaine de faits observés et recueillis avec soin depuis cinq ans. Je vais en rapporter quelques-uns en les accompagnant de réflexions pratiques.

PREMIÈRE OBSERVATION

M. X.... dessinateur de fabrique, vient pour la première fois me consulter le 2 avril 1843; il est affecté d'une blennorrhée dont l'origine remonte à l'année 1830; M. X.... qui n'avait alors que 13 ans, fut entraîné dans une maison de prostitution et y contracta une blennorrhagie qui n'a depuis lors jamais été guérie.

Aucun traitement régulier n'a été suivi. Plusieurs fois l'écoulement est devenu très-abondant et douloureux à la suite de rapports sexuels.

Depuis quelques jours, M. X.... qui songe à se marier, a usé de quelques injections avec une solution de nitrate d'argent, pour essayer de guérir sa maladie. Ces injections ayant irrité le canal, M. X.... vient réclamer mes conseils. Je lui fais cesser aussitôt les injections avec la solution de nitrate d'argent et lui prescris l'usage des rafraîchissants tant internes qu'externes pendant 8 jours.

Sous l'influence de cette dernière médication, tout symptôme d'irritation a disparu; mais comme l'écoulement est encore assez abondant (1), le 9 avril je recommande au malade de faire chaque jour quatre injections avec la solution suivante (2):

R. Eau . . . . 100 grammes

Sulfate de zinc . . . . . . 0, 50 centigr.

(1) L'expérience m'a démontré plusieurs fois que la cautérisation par la solution nitro-mercurique échoue complètement, lorsque la blennorrhée s'accompagne d'un écoulement abondant, quelque indolent qu'il soit. Il faut, avant d'y avoir recours, réduire l'écoulement à l'état de simple goutte, par des injections astringentes, ou par les anti-blennorrhagiques internes.

(2) Cette formule d'injections m'a été vivement recommandée par M. le docteur Poulain, actuellement chirur-

Laudan. liq. de Sydenham 20 gouttes

Sous-acétate de plomb liq. 15   id.

Le 13 avril, la blennorrhée ne fournit plus, dans les 24 heures, que 2 à 3 gouttes de mucus puriforme. Je m'assure alors du siége précis de la maladie, et l'ayant reconnu dans le fond du canal par la vive douleur qu'y détermine le passage de la bougie exploratrice, je pratique immédiatement une cautérisation avec la solution caustique suivante :

    R. Eau distillée. . . . . . 15 grammes.

    Nitrate acide hydrargyrique   3 gouttes.

Le malade me promet de revenir me voir, mais

gien-major à l'hôpital militaire de Lyon. Cet estimable praticien en use tous les jours dans son service contre les écoulements soit aigus, soit chroniques, et en obtient des résultats très-remarquables. Je dois reconnaître que par l'usage de cette formule, sujette du reste à varier suivant les cas, j'ai réussi bien des fois à guérir des blennorrhagies, soit à leur début, soit à leur déclin, que toujours j'ai pu par son emploi faire cesser les douleurs et diminuer l'abondance des écoulements. Je n'ai point à justifier ici l'association des substances qui la composent : je constate seulement son efficacité. Ne pourrait-on pas admettre qu'elle agit favorablement par son action tout à la fois astringente et obturatrice ?

six mois s'écoulent après la petite opération sans que je puisse parvenir à découvrir ni son nom, ni son domicile. Enfin, il vient un jour m'annoncer qu'il a été forcé de quitter Lyon subitement, deux jours après l'opération, et que toute trace d'écoulement a disparu depuis cette époque.

DEUXIÈME OBSERVATION.

Voici un deuxième cas tout récent de guérison obtenue par la solution nitro-mercurique, qui n'est pas moins surprenant.

M. de F..., âgé de 30 ans, d'un tempérament lymphatique sanguin, vient me consulter le 15 février 1847, pour une blennorrhée qui remonte à l'année 1841. A cette époque, M. de F... contracte une blennorrhagie qui se complique d'une épididymite. Cette complication enlevée et la blennorrhagie réduite à l'état de simple goutte, il cesse tout traitement. Mais depuis lors, l'exercice du coït, l'équitation, la danse, tout exercice pénible en un mot, donne lieu presque aussitôt à un écoulement très-abondant de muco-pus. Il est bon d'ajouter que M. de F... s'inquiète peu de cette circonstance, car il n'a qu'à faire usage de quelques capsules au baume de copahu, pour voir promptement la maladie reprendre sa marche chronique.

A la visite du 15 février 1847, l'écoulement est abondant, sous l'influence d'une nuit passée dans un bal deux jours auparavant. La matière excrétée est de couleur blanc jaunâtre, les taches qu'elle occasionne sur le linge sont plus foncées au centre qu'à la circonférence. Je propose alors à M. de F..., qui est décidé à tout tenter pour se guérir, la cautérisation par le nitrate acide; mais auparavant je lui conseille de recourir aux capsules de copahu pour diminuer la quantité de la matière excrétée.

Le 18 février, nous constatons l'heureux effet du copahu. J'explore alors toute l'étendue de l'urètre avec une bougie, et détermine une cuisson assez vive dans le fond du canal ; le lendemain 19, la première cautérisation est pratiquée, à l'aide de deux injections successives faites avec la solution suivante:

. **R.** Eau distillée . . . . . 15 grammes.

Nitrate acide hydrargyrique   3 gouttes.

Je m'empresse d'ajouter qu'il ne fût pas nécessaire d'avoir recours à une deuxième cautérisation ; l'écoulement cessa de se produire le
deuxième jour, et un mois après, M. de F...
venait me confirmer cette heureuse nouvelle
en confiant à mes soins la santé d'un de ses
amis.

Voilà deux faits qui, je le pense, n'ont pas
besoin de commentaires ; ils déposent haute-
ment en faveur de l'efficacité de la cautérisation par la solution nitro-mercurique. Les faits
suivants, pour n'être pas aussi surprenants, ne
sont pas moins remarquables.

TROISIÈME OBSERVATION.

M. J. B. M....., âgé de 34 ans, chef de commerce, d'un tempérament lymphatique, sujet
aux fluxions catarrhales sur les muqueuses na-
sale et bronchique, est affecté depuis cinq ans
environ d'une blennorrhée, qui s'accompagne
d'un écoulement de mucus purulent très-abon-

6

dant, toutes les fois que le malade l'abandonne à elle-même. Il a déjà suivi bien des traitements, mais aussitôt qu'il cesse les remèdes, la maladie se reproduit avec violence; toutefois, elle s'accompagne à peine d'une douleur légère dans la portion libre de l'urètre pendant l'excrétion des urines. Le dernier traitement s'est prolongé pendant 3 mois. Il s'est composé d'abord de boissons adoucissantes. Plus tard, trois cautérisations avec le nitrate d'argent solide ont été pratiquées successivement au malade. Un emplâtre de poix de Bourgogne saupoudré de tartre émétique, a été appliqué dans la région dorsale et y a déterminé l'éruption de nombreuses pustules. L'écoulement a semblé disparaître pendant une huitaine de jours; puis, sans cause connue, sans nouvelle infection blennorrhagique, il est devenu progressivement aussi abondant qu'avant les cautérisations.

Je reçois la première visite de M. J. B. M.... le 23 août de l'année 1842. (C'est le premier malade affecté de blennorrhée, pour lequel j'ai eu recours à la cautérisation par la solution de nitrate acide de mercure). Comme préparation à la cautérisation, je prescris pendant 4 jours l'usage de 4 injections avec la préparation suivante :

R. Eau distillée . . . . 125 grammes
Sulfate de zinc . . . . 0, 50 cent^es
Laudanum liq. de Sydenh. 15 gouttes
Sous-acétate de plomb liq. 20 id.

Le 28 août, je constate que l'écoulement a diminué des deux tiers. J'ajoute à l'usage des injections précédentes l'administration, tous les soirs en se couchant, d'un lavement préparé avec :

Baume de copahu . . . . 30 grammes
Jaune d'œuf . . . . n° 1
Extrait thébaïque aqueux . . 0, 02 cent^es
Eau distil. de laitue . . . . . 125 grammes

Le 2 septembre, l'écoulement est encore moins abondant et ne consiste plus qu'en 3 ou 4 gouttes de muco-pus qui s'échappent de l'urètre dans les 24 heures. Même prescription.

Le 8 septembre, même état à peu près que le 2.

Le 11, première cautérisation faite le soir, avec une solution de :

R. Eau distillée. . . . 15 grammes
Nitrate acide hydrargyr. 4 gouttes

Je ne pratique qu'une seule injection.

Je revois le malade le 14, l'écoulement ne se montre plus que le matin après le repos de la nuit. Je commence à espérer que la guérison complète ne se fera pas attendre. Toutefois en ayant égard à la disposition catarrhale du malade ainsi qu'à l'ancienneté de la maladie, je fais appliquer un large vésicatoire au bras gauche.

Le 15, je pratique une seconde cautérisation en portant à 6 gouttes la dose du nitrate acide en solution dans 15 grammes d'eau distillée. Je dois déclarer que la première cautérisation n'avait été suivie que d'un peu de cuisson dans le fond de l'urètre, qui avait disparu tout-à-fait quand le malade avait uriné pour la troisième fois, après l'opération.

Le 21 septembre, M. J. B. M... me fait une nouvelle visite et m'annonce que l'écoulement a cessé de se produire au dehors du canal.

Mais le matin, en se levant, il a remarqué dans les premières gouttes d'urine, qu'il a reçues sur un papier bleu-foncé, une matière opaque, globuleuse, qui avait le volume d'un petit pois. La surface dénudée par le vésicatoire suppure abondamment.

Le 21 septembre, je pratique une troisième cautérisation, en augmentant encore de deux gouttes la dose du nitrate acide, et de plus, je fais cette petite opération le matin, avant que le malade n'aille vaquer aux occupations de son commerce de soieries.

Le 29 septembre, toute trace d'écoulement a disparu. La muqueuse urétrale se présente toutefois humectée d'un peu de liquide clair, limpide, transparent. Le malade qui craint une nouvelle récidive, se décide à subir une quatrième cautérisation avec la solution plus affaiblie que voici :

R. Eau distillée. . . . 15 grammes
Nitrate acide hydrargyr. 5 gouttes

Je lui conseille d'entretenir pendant au moins huit jours, la suppuration du vésicatoire, et de plus, de faire le soir, avant de se coucher, une injection avec:

    R. Eau distillée . . . 125 grammes

      Tannin bien pur . .   0, 60 cent[es]

Le 15 octobre, je revois le malade et m'assure que la guérison est complète. Il n'y a pas eu de récidive.

QUATRIÈME OBSERVATION.

M. H..., âgé de 30 ans, a toujours joui d'une santé générale parfaite ; mais depuis 2 ans, il est atteint d'un écoulement urétral qui dure encore. C'est vainement qu'on l'a combattu successivement par les anti-phlogistiques; par les anti-blennorrhéiques, copahu, cubèbe; par les injections astringentes avec l'alun, l'acétate de plomb, le nitrate d'argent. Tout a été inutile.

Le dernier médicament employé contre la blennorrhée est le sulfate de fer en injection aux doses progressives de 15, 20, 25, 30 cent[es], en solution dans 50 grammes d'eau distillée. Je me hâte de dire que M. H.... ne présente

aucun signe d'asthénie tant locale que générale. Il est doué d'un embonpoint remarquable, n'est sujet à aucune disposition morbide,
à aucun mouvement fluxionnaire. Je ferai seulement observer que le malade est obligé de
faire chaque jour de nombreuses courses à
pied, pour satisfaire aux nécessités de sa profession d'acheteur de soieries.

Le 1ᵉʳ février 1845, la blennorrhée se présente avec les caractères suivants : écoulement
d'un liquide purulent, épais, blanc-jaunâtre,
apparaissant à l'orifice du canal le matin, et
quelquefois dans la journée, quand le malade
a gardé ses urines pendant plusieurs heures.
Absence complète de douleur. La sonde exploratrice m'ayant fait découvrir dans le fond
du canal le véritable siége de la maladie.

Le 5 février, je procède à une cautérisation
avec la solution suivante :

R. Eau distillée . . . . 15 grammes
    Nitrate acide de mercure 5 gouttes
Deux injections successives.

De plus, prenant en considération l'ancienneté de la maladie, je prescris l'application

d'un emplâtre de poix de Bourgogne saupoudré d'émétique. Le malade ne peut consentir qu'il soit placé à l'hypogastre, à cause de l'exercice pénible auquel il est obligé de se livrer chaque jour ; je consens à le faire appliquer au bras gauche.

Le 8 février, je fais une seconde cautérisation avec :

R. Eau distillée . . . . 15 grammes
   Nitrate acide de mercure   7 gouttes.
Deux injections successives.

Le 12 février, l'écoulement blennorrhéique a cessé. Mais le canal est humecté le matin d'un peu de mucus limpide, filant, glaireux. Je prescris alors l'usage de deux injections avec :

R. Eau distillée . . . 100 grammes
   Tannin bien pur . .   0, 50 cent^es.
En faire deux chaque jour.

De plus, le malade prendra matin et soir cinq des bols suivants :

R. Baume de copahu solidifié magis-
   tral. . . . . 0,15 centigr.
Poivre cubèbe pulvérisé. .   idem.
Baume de tolu. . . . . 0,05 centigr.

Mucilage gommeux q. s. pour bonne consistance d'un bol.

Ce traitement est continué pendant dix jours,
au bout desquels la guérison est complète. Je
fais cesser alors la suppuration établie au bras
gauche.

CINQUIÈME OBSERVATION.

M. B..., né à Paris, âgé de 27 ans, d'un tempérament lymphatique sanguin, d'une constitution faible, doué d'une irritabilité extrême,
n'a cependant jamais eu de maladie grave. Il
est fréquemment atteint de coryza ; parfois
aussi il éprouve des douleurs gastralgiques
pendant le travail de la digestion.

Depuis un an il est affecté d'une blennorrhée qui fait le tourment de sa vie ; car, malgré
l'exactitude, la fidélité qu'il a mise à suivre les
traitements divers qui lui ont été conseillés, la
maladie se prolonge. L'écoulement de mucus
puriforme est d'un blanc pâle, et ne fournit
que 3 à 4 gouttes dans les 24 heures. Très-souvent, il est vrai, le malade éprouve cette fausse

sensation de la progression d'une goutte qui,
du fond du canal, s'avance vers le méat. Des
mouvements vermiculaires, irréguliers, se font
sentir dans la région périnéale. Des douleurs
se manifestent de temps en temps le long des
urétères, à l'hypogastre. Un jour même, M. B...
se croit menacé d'une épididymite, parce qu'il
éprouve des élancements douloureux dans le
testicule droit et dans le canal déférent du
même côté. L'émission des urines s'accompagne quelquefois d'un peu de cuisson dans différentes portions du canal, mais surtout vers
la courbure et vers la fosse naviculaire. Enfin
M. B... est dans une inquiétude continuelle, et
je suis fréquemment le confident de ses souffrances morales; il désespère de sa guérison.
Comme il a précédemment subi quatre cautérisations avec le nitrate d'argent solide, c'est
avec peine que je puis le décider à tenter l'effet thérapeutique de nouvelles cautérisations.
Enfin, la première cautérisation est faite le 19
novembre 1844 avec la solution qui suit :
R. Eau distillée . . . . . . 15 grammes.

Nitrade acide hydrargyr . 3 gouttes.

Deux injections successives.

Le 21, je constate qu'il y a eu un peu d'irritation à la suite de la cautérisation; l'écoulement est un peu plus abondant, il est devenu plus jaune, plus épais. Attribuant la plus grande partie de ces symptômes d'irritation au passage de la sonde dans le canal de l'urètre, je conseille l'usage de trois injections, chaque jour, avec le mélange suivant:

R. Eau distillée . . . . 60 grammes.
Sulfate de zinc . . . . 0,20 centigr.
Laudanum liq. de Sydenham. 1 gramme.
Sous-acétate de plomb liq. . 10 gouttes.

Le 25 novembre, l'écoulement est réduit à l'état de goutte, se montrant seulement le matin à l'orifice du canal. Je pratique ce jour-là une deuxième cautérisation avec la solution qui suit:

R. Eau distillée. . . . . 15 grammes.
Nitrate acide hydrargyr . 5 gouttes.
Deux injections successives.

Le 28 novembre, plus d'écoulement blennorrhéique. Un peu de mucus clair, filant, humecte parfois le méat; disparition de tout le cortége de sensations morbides qui accompagnaient la blennorrhée. Le malade réclame lui-même une troisième cautérisation, que je pratique cette fois avec la même solution que j'avais employée le 25 novembre.

Le 4 décembre, l'écoulement a cessé complètement; le canal reste toujours sec. Je recommande à M. B... de boire tous les soirs, en se couchant, deux cuillerées à bouche de sirop balsamique de tolu. Mangeant à la même table que le malade, j'ai pu me convaincre que la guérison avait été complète.

SIXIÈME OBSERVATION.

M. T..., âgé de 34 ans, est marié depuis trois semaines à une jeune demoiselle qui a toujours joui d'une bonne santé, lorsqu'il vient me consulter le 1er mars 1846. Il me transmet sur ses antécédents les renseignements qu'on va lire.

Pendant plusieurs années, M. T... a entretenu des relations sexuelles avec la même femme; il ne les a cessées qu'au moment où il

a songé sérieusement à se marier. Jusque-là ,
il n'avait jamais eu le moindre symptôme de
maladie vénérienne. Bientôt après la rupture
de ses liaisons avec sa maîtresse, en avril 1845,
M. T... va dans une maison de tolérance et y
contracte une blennorrhagie. Cette maladie
n'offre d'abord aucun accident fâcheux. Sous
l'influence d'un traitement adoucissant, suivi
pendant un mois avec exactitude, l'écoulement
diminue de quantité, les douleurs cessent de
se faire sentir dans le canal. On a recours
alors au copahu, qui est bien toléré par les
voies digestives, mais qui ne produit aucun
effet favorable sur l'écoulement. Des injections
astringentes ne donnent pas un résultat meilleur. La maladie suit obstinément sa marche
chronique, et chaque matin M. T... voit une
goutte de mucus purulent, jaunâtre, épais, se
présenter à l'orifice de l'urètre. Après trois
mois, il cesse tout traitement.

Au mois de janvier 1846, M. T..., désireux
de contracter mariage, va consulter un médecin pour savoir si sa santé se trouve dans de
bonnes conditions; il lui parle de sa *goutte* et

en reçoit l'assurance que ce n'est point un obstacle à son mariage, que bientôt il la verra disparaître. Le mariage a lieu dans la première quinzaine de février; mais après huit jours de cohabitation, Mme T... se plaint à sa mère d'éprouver des douleurs vives en urinant. Un écoulement abondant de liquide purulent, verdâtre, se déclare. Sa mère la rassure sur cet ensemble de symptômes et lui dit que c'est un effet du mariage. Mais le mari moins rassuré à cet égard, se rend chez un pharmacien qui possède toute sa confiance, et réclame de lui des conseils sur la maladie de sa femme. Celui-ci croyant avoir affaire à un simple échauffement, recommande pour Mme T... l'usage d'une tisane adoucissante et de quelques grands bains. L'écoulement persiste avec les mêmes caractères; les cuissons en urinant sont tout aussi vives. Alors M. T... vient me consulter. Je dois ajouter encore, aux détails qu'on vient de lire, que M. T... n'a pu exercer le coït avec sa femme, sans éprouver une douleur légère dans le fond du canal, au moment de l'éjaculation.

J'abrége maintenant les détails.

Le 8 mars, je pratique une première cautérisation avec la solution de :

R. Eau distillée . . . . 15 grammes
    Nitrate acide hydrarg. . . .   3 gouttes.

Deux injections successives.

Je ne puis faire une deuxième cautérisation
avant le 14 mars, et j'emploie pour celle-ci
une solution de :

R. Eau distillée . . . . 15 grammes
    Nitrate acide hydrarg.. .   5 gouttes.

Le 17 mars, la goutte militaire a disparu;
elle est remplacée par la sortie d'un peu de liquide transparent et glaireux.

Le 27 mars, troisième cautérisation avec la
même solution que pour la deuxième. Guérison complète quelques jours après.

Mme T... est guérie de sa blennorrhagie, au
commencement d'avril, après des injections
faites avec une solution de nitrate d'argent.
Tout-à-coup, pendant le mois de mai, sans
cause connue, sans symptôme antérieur, des
taches d'un rouge cuivré se manifestent çà et
là sur la peau, les cheveux tombent en abon-

dance. Croyant à une diathèse syphilitique déterminée par la blennorrhagie, je la combats par des bains de sublimé et le sirop concentré de salsepareille. Guérison. M. T... se voit plus tard quelques papules syphilitiques sur la peau et des croûtes dans les cheveux. L'usage simultané du sirop de Boutigny et du sirop de Cuisinier simple, en ont triomphé.

SEPTIÈME OBSERVATION.

M. E..., âgé de 26 ans, vient le 4 novembre 1844 me demander la guérison d'une blennorrhée qui date de deux ans, et contre laquelle sont venus échouer jusqu'ici tous les remèdes. Le malade a fait pendant longtemps usage d'injections avec des solutions progressivement croissantes de nitrate d'argent, mais en vain. L'écoulement se produit le matin, et de temps en temps dans la journée, sous forme d'un liquide épais, jaune - verdâtre. Pas de douleur. Le 12 novembre, première cautérisation avec la solution de :

R. Eau distillée . . . 15 grammes.
Nitrate acide hydrargyr. 4 gouttes.

Le 19 novembre, amélioration. Deuxième cautérisation avec:

R. Eau distillée . . . 15 grammes.

Nitrate acide hydrargyr. 6 gouttes.

Le 25 novembre, l'écoulement est rare et ne fournit plus qu'un liquide clair et filant. Troisième cautérisation avec :

R. Eau distillée . . . 15 grammes.

Nitrate acide hydrargyr. 8 gouttes.

Le 28 novembre, état stationnaire. Prescription de trois injections chaque jour avec :

R. Eau distillée. . . 100 grammes.

Tannin bien pur. . . . 0,10 centigr.

Le 2 décembre, le malade accuse une douleur légère dans le canal, quand il urine. L'écoulement n'a pas subi de modification fâcheuse. Les injections de tannin sont remplacées par les suivantes :

R. Eau distillée . . . 60 grammes.

Acétate de morphine . 0,10 centigr.

Acide citrique . . . 2 gouttes.

Le 4 décembre, même état. Quatrième cautérisation avec :

R. Eau distillée . . . 15 grammes.

7

Nitrate acide hydrargyr.   6 gouttes.

Le 9 décembre, M. E..., à la suite d'une suppression de transpiration, est pris de frissons, de courbature, de coryza, d'angine tonsillaire. On le soumet à l'usage de boissons pectorales, chaudes et abondantes. Le 12 décembre, je revois le malade; son écoulement n'a pas changé de caractère, il est resté limpide, filant, visqueux; et, du reste, il se produit rarement au dehors. Je déclare au malade qu'à mon avis, ce n'est plus un état morbide dont il doive se préoccuper. Confiant en ma parole, il se marie le 28 décembre. Au milieu de janvier 1845, M. E... vient me faire une visite d'ami, et m'annonce que depuis quelques jours, toute trace d'écoulement a disparu.

HUITIÈME OBSERVATION

M. L.... de G.... est affecté depuis le mois de septembre 1844, d'un écoulement blennorrhéique qui a été compliqué au deuxième mois de sa durée, d'une épididymite à droite. Il n'a jamais voulu suivre un traitement assez long et régulier pour s'en délivrer. D'ailleurs, M. de G...., d'un tempérament lymphatique, d'une faible constitution, n'a jamais pu supporter seulement pendant trois jours les anti-blennorrhéiques internes. Il consent à subir une cautérisation. Elle a lieu le 22 mai 1845. Le malade est tellement impressionnable que l'introduction seule de la sonde le fait tomber en syncope. J'essaie de réveiller ses sens, à l'aide de lotions d'eau froide, d'inspirations d'éther, la syncope se prolonge. Je me décide sur le champ à profiter de cet état syncopal pour pratiquer la petite opération, et je lui fais, de mon mieux, deux injections successives, d'après mon procédé ordinaire, avec une solution de :

R. Eau distillée . . . 15 grammes

Nitrate acide hydrarg. 3 gouttes

Quelques minutes après la cautérisation, la syncope cesse. M. de G.... urine alors, et pendant la miction, ressent une cuisson très-vive dans le fond du canal.

Il ne fut pas nécessaire de recourir à une seconde cautérisation. Après quelques jours

de l'usage d'injections avec une solution tan-
nique, la guérison était complète.

NEUVIÈME OBSERVATION.

M. A...., principal clerc d'avoué, âgé de 29
ans, tempérament bilioso-sanguin, forte constitution, vient me consulter le 2 juillet 1846,
pour une blennorrhée, dont l'origine remonte
à six ans. Plusieurs fois elle a passé à l'état
aigu, soit après des excès de table, soit après
des rapports sexuels. Aucun traitement régulier n'a été suivi. De temps en temps M. A....
réprime l'abondance de son écoulement par
des injections astringentes.

Le 4 juillet, je reconnais que le fond du canal est le siége précis de la blennorrhée. Le 6
juillet, je fais une première cautérisation avec :

R. Eau distillée . . . 15 grammes
Nitrate acide hydrarg. 3 gouttes

Le 8, le 10, le 12 juillet, je pratique successivement trois nouvelles cautérisations, en
ayant soin d'augmenter chaque fois d'une
goutte la dose du nitrate acide de mercure.

C'est à peine si le malade a ressenti une légère douleur en urinant après chaque opération. L'écoulement a diminué peu à peu et a changé de caractère. Ce n'est plus qu'un peu de liquide glaireux et transparent. M. A.... part pour la campagne le 15 juillet, emportant avec lui un flacon contenant :

    R. Eau distillée . . , 100 grammes

        Tannin bien pur . .   0,50 centig.

pour faire deux injections chaque jour.

Je le vois à son retour au mois d'août, sa guérison est complète.

DIXIÈME OBSERVATION.

M. D..., dessinateur de fabrique, âgé de 29 ans, tempérament sanguin, forte constitution, vient chez moi le 17 février 1847 me demander la guérison d'un écoulement qui a débuté au mois de novembre 1846. Après avoir suivi la marche aiguë habituelle, il a été supprimé par des capsules de Raquin au commencement de janvier, pendant 4 à 5 jours. Mais il s'est reproduit après une nuit de plaisir et s'est montré depuis lors rebelle non-seulement aux

capsules de Raquin, mais encore à divers électuaires de cubèbe et de copahu, ainsi qu'à des
injections faites avec des solutions de tannin
et d'alun.

Je fais subir à M. D.... une première cautérisation le 24 février, avec une solution de :

R. Eau distillée. . . . 15 grammes
    Nitrate acide hydrarg.   4 gouttes.

Une seconde, le 28 février, avec 5 gouttes de
nitrate acide.

Le 3 mars l'écoulement n'est plus consti-
tué que par un peu de mucus glaireux.

Injections avec :

R. Eau distillée. . . . 60 grammes
    Tannin bien pur . . 0, 10 centig.

Le 11 mars, le canal présente un peu d'humidité. Troisième cautérisation avec 6 gouttes
de nitrate acide, pour 15 grammes d'eau distillée. Le canal ne devient sec qu'après huit
jours de l'usage d'une infusion préparée tous
les soirs avec :

R. Eau bouill.. . . . 200 grammes
    Poivre cubèbe pulv.. 10   id.
    Sirop de tolu . . . 30   id.

Laissez infuser pendant un quart d'heure et passez.

Je pourrais ajouter encore d'autres observations à celles que je viens de citer, mais je m'arrête ici, pour ne pas trop fatiguer l'attention de mes lecteurs. Les précédentes suffiront, je l'espère, pour prouver aux médecins tout le parti qu'on peut tirer, dans le traitement de la blennorrhée, des cautérisations (1) faites sur la membrane muqueuse urétrale, avec une solution concentrée de nitrate acide de mercure. J'espère en avoir indiqué le procédé opératoire avec assez de détails, pour la rendre extrêmement facile à pratiquer, et avoir démontré par des faits qu'elle n'est suivie d'aucun accident fâcheux.

(1) Je ne sais si on ne trouvera pas impropre le mot de *cautérisation* que j'ai employé pour désigner le mode d'action de ma solution concentrée. Ce mot là suppose en effet la production d'une eschare, une désorganisation de tissus, et l'on vient de voir qu'il n'en est pas ainsi après ma petite opération. Qu'on me le pardonne cependant, parce que je n'en ai trouvé aucun qui exprimât mieux que celui-ci la modification vitale profonde opérée par la solution caustique, sur la muqueuse atteinte de phlegmasie chronique.

Tout serait dit maintenant sur le traitement de la blennorrhée, si je ne m'empressais d'avouer avec franchise, que dans certains cas tous mes efforts ont été inutiles pour la guérir. J'ai vainement alors appelé à mon aide ma solution caustique de nitrate acide de mercure et tous ses adjuvants, tels que : remèdes anti-blennorrhagiques tant internes qu'externes, révulsifs cutanés, etc.; la maladie s'est montrée constamment rebelle. C'est pour des cas de ce genre que je vais, avant de terminer, parler d'un moyen thérapeutique dont le hasard en quelque sorte m'a suggéré l'application.

A la fin du mois de janvier 1846, je fus invité à donner mes soins médicaux à M. B...., fabricant de soieries, pour une blennorrhée qui datait de 3 mois. Vainement, on l'avait combattue par le copahu, le cubèbe, les injections astringentes, caustiques, etc. la maladie avait résisté à tout. J'essayai à mon tour de la combattre par des injections avec la solution suivante :

R. Eau distillée . . . . . 60 grammes

Bi-chlorure hydrarg. .   0,01 centig.

Le malade revient me voir le 3 février, et me montre, sur la partie antérieure de sa poitrine, deux larges plaques d'un rouge cuivré. Il me déclare n'avoir eu précédemment que deux blennorrhagies. Ces plaques existent depuis neuf mois environ ; il a oublié de m'en parler dans notre première entrevue. L'écoulement blennorrhéique a diminué.

Je prescris à M. B... l'usage du sirop de Cuisinier simple, à la dose de 3 cuillerées chaque jour. Je lui conseille en même temps de prendre, tous les trois jours, un grand bain d'eau tiède, additionné de la solution suivante :

R. Alcool . . . . 125 gram.

Bi-chlorure hydrargyrique,   15 *id.*

Voulant, en outre, continuer l'amélioration qu'ont produite sur l'écoulement les injections avec une faible solution de bi-chlorure d'hydrargyre, je l'engage à s'injecter successivement trois fois dans l'urètre de l'eau du bain médicamenteux.

Le 7 février, le malade prend un deuxième grand bain avec la solution bi-chlorurée hydrargyrique, et se fait de nouveau trois injections successives dans le canal; mais cette fois, il imagine de pousser le liquide avec les doigts jusque dans la vessie.

Le 9 février, je reçois sa visite et je suis agréablement surpris en apprenant que, depuis la veille, l'écoulement a tout-à-fait cessé.

Le 12 février, la guérison de la blennorrhée ne s'est point démentie. Je fais continuer toutefois les bains de sublimé et le sirop de Cuisinier, pendant six semaines, pour combattre l'exanthème syphilitique. La peau revient à son état normal.

Le résultat imprévu que venaient de produire sur un écoulement chronique des injections pratiquées dans le canal avec une solution bi-chlorurée, m'engagea presque aussitôt à conseiller l'emploi de ce moyen de guérison à un malade dont je vais donner l'observation.

DEUXIÈME OBSERVATION.

M. B....., voyageur de commerce, âgé de 29 ans, d'un tempérament sanguin-lymphatique, d'une forte constitution, conserve depuis 18 mois un suintement purulent par l'urètre, qui a succédé à une blennorrhagie. M. B..... l'a vainement combattu par des injections, soit caustiques, soit astringentes. Il est bon de noter qu'il n'a jamais pu continuer pendant plusieurs jours les anti-blennorrhéiques internes ; car, depuis une dyssenterie qu'il eut en Espagne, il y a trois ans, M. B..... ne peut prendre à l'intérieur aucun remède irritant, sans voir aussitôt la matière de ses selles devenir glaireuse, sanguinolente, et sans éprouver des ténesmes à l'anus.

Du reste, M. B.... se laisse aller fréquemment à des écarts de régime, et continue à se livrer au coït. De temps en temps il est décidé à suivre un traitement régulier, à se soumettre au régime le plus sévère. Mais, comme celles d'un grand nombre de malades, ses bonnes résolutions durent peu. Il ne faut pas prononcer à ses oreilles le mot de *cautérisation*, car il a entendu des récits effrayants sur les suites de cette opération.

J'ai occasion de le voir le 13 février 1846,

et après lui avoir dépeint sous les couleurs les plus sombres les dangers auxquels il reste exposé en conservant son suintement, je le décide à commencer l'usage des injections suivantes :

R. Eau distillée . . . . . . 100 grammes.
   Bi-chlorure hydrargyrique. . 0,01 centig.
   En faire trois chaque jour.

Le 16, son écoulement a presque complètement disparu, il est devenu moins épais, d'un blanc pâle ; je lui prescris la solution qui suit :

   R. Eau distillée. . . 100 grammes.
      Tannin bien pur.. . 0,60 centigr.
   Faire trois injections dans la journée.

Le 19 février, état stationnaire. Je lui fais alors la prescription suivante :

Prendre, dans une baignoire en bois, un grand bain d'eau tiède, dans lequel on versera une solution de :

   R. Alcool . . . . 125 gram.
      Bi chlorure hydrargyrique. 15 *id.*

J'accompagne ma prescription des petites recommandations qui suivent : 1° Le malade gardera ses urines au moins deux heures avant

de se mettre au bain. 2° Après avoir fait mé-
langer d'une manière exacte la solution bi-
chlorurée à l'eau du bain, il n'entrera dans sa
baignoire qu'après avoir pris le soin d'ôter
de ses doigts toute espèce de bijou en or ou
en argent. Puis, après une demi-heure d'immersion, il se fera, dans le canal de l'urètre,
trois injections successives avec le liquide médicamenteux du bain. Chaque injection devra
être poussée dans la vessie par une douce
pression exercée avec les doigts sur toute l'é-
tendue du canal. 3° Cinq minutes après que
les injections auront été pratiquées, le malade
devra sortir du bain et uriner aussitôt.

Le 22 février, j'ai la satisfaction d'appren-
dre de M. B... que son suintement a cessé
tout-à-fait. La guérison s'est maintenue.

RÉFLEXIONS.

Il serait impossible de ne pas attribuer la
guérison des deux blennorrhées dont je viens
de rapporter l'observation, aux injections du
liquide bi-chloruré hydrargyrique, faites dans

des conditions convenables. On voit donc que, même à doses si minimes, le bi-chlorure de mercure possède encore un pouvoir coagulant très-énergique. C'est, du reste, ce que l'expérience est venue me démontrer bien des fois depuis un an. Je vais maintenant prouver que cet agent thérapeutique a pu quelquefois réussir dans des cas qui s'étaient montrés rebelles à la cautérisation par le nitrate acide de mercure. En voici deux exemples remarquables :

TROISIÈME OBSERVATION.

M. V...., dessinateur de fabrique, âgé de 20 ans, d'un tempérament lymphatique, a conservé pendant un an une première blennorrhagie. Six mois environ après sa guérison, il contracte une nouvelle blennorrhagie, le 30 août 1845. Dès ce jour, M. V.... se soumet à un régime sévère, et suit avec exactitude le traitement qui lui est prescrit. Pendant plus d'un mois, du 30 août au 9 octobre, tisane d'orge et de graines de lin, un litre chaque jour. Grand bain d'eau tiède tous les trois jours. La période de déclin de la maladie arrivée, M. V.... fait usage d'un opiat au cubèbe et au copahu. L'écoulement diminue, mais il se prolonge sous forme de goutte. C'est vainement, depuis lors, qu'on essaie de le combattre par des injections astringentes, caustiques; par des révulsifs cutanés : vésicatoire au bras, emplâtre stibié à l'hypogastre; il se montre rebelle à l'emploi de tous ces moyens. M. V.... se désespère et forme des projets de suicide, si la guérison de cette maladie se fait attendre aussi longtemps que celle de la première. Je lui pratique, sans succès, deux cautérisations à trois jours d'intervalle, pendant le mois de janvier avec la solution de nitrate acide de mercure. Enfin, le 19 février, nous commençons l'emploi des grands bains additionnés progressivement de 10, 12 et 15 grammes de sublimé. Après le troisième bain, M. V.... était guéri d'une manière complète.

QUATRIÈME OBSERVATION.

M. D...., commis négociant dans un magasin de soieries, est âgé de 26 ans. Il vient de passer cinq années dans l'état militaire, et, depuis son entrée au service, il n'a pas cessé de se voir affecté d'un écoulement blennorrhéique. Vainement, dans les hôpitaux militaires, on a essayé de le tarir par toutes les médications les plus rationnelles, le suintement a persisté.

Je reçois la première visite de M. D.... le premier octobre 1846. Deux cautérisations par les solutions de nitrate acide de mercure lui sont successivement pratiquées le 9 et le 12 octobre. Leur effet thérapeutique est nul, quoiqu'il soit aidé de l'action révulsive d'un large vésicatoire camphré au bras gauche. (Je m'étais déterminé à faire appliquer ce vésicatoire, par la considération que M. D... est très-sujet aux fluxions catarrhales).

Enfin, le 17 octobre je lui fais prendre un premier grand bain d'eau tiède, additionné de la solution suivante :

R. Alcool . . . . . : 125 grammes
    Bi-chlorure hydrarg. 10 id.
Faire trois injections successives.

J'augmente progressivement la dose du bi-chlorure d'hydrargyre, 12, 15 grammes. Enfin, après le quatrième bain, pris le 23 octobre, le suintement disparaît sans retour.

CINQUIÈME OBSERVATION.

M. A..., apprêteur d'étoffes de soie, âgé de 21 ans, d'un tempérament sanguin lymphatique, vient d'être affecté d'une épipidymite survenue sans cause connue, mais par suite d'un léger suintement blennorrhéique qu'il conserve depuis 4 mois.

Il vient me consulter le 12 mars 1846 pour ce même suintement, qui a survécu à l'épididymite. Je lui prescris d'abord l'usage simultané : 1° de trois injections avec :

R. Eau distillée . . . 100 grammes
Bi-chlorure hydrarg. 0,01 centig.

2° d'un opiat formé de 15 grammes de copahu et de 20 grammes de poivre cubèbe.

Le 15 mars, l'effet de ces deux médications a été nul. Nous les remplaçons par un grand bain avec 12 grammes de sublimé ; faire trois injections successives.

Le 20 mars, la guérison est complète.

8

SIXIÈME OBSERVATION.

M. L..., voyageur de commerce, a quitté Lyon le 9 novembre dernier, se croyant bien guéri d'une blennorrhagie dont il venait d'être affecté pendant trois mois. Arrivé dans une ville du Nord, et probablement par suite des fatigues du voyage, il voit avec douleur son écoulement se reproduire. Il m'écrit aussitôt pour me demander des conseils. Je m'empresse de lui adresser la formule suivante :

Solution pour grand bain.

R. Alcool . . . . . . 125 grammes
Bi-chlorure hydrarg. 10 id.

à verser dans la baignoire. Faire 3 injections successives avec l'eau du bain.

Le malade comprend mal ma prescription, se met au bain, et, après une demi-heure d'immersion dans l'eau, se fait une injection avec la solution bi-chlorurée pure!... Il en résulte pendant quelques jours des douleurs horribles, un gonflement considérable de la verge, et un écoulement mucoso-purulent d'une abondance extrême, puis peu à peu l'inflammation cesse, disparaît tout-à-fait et avec elle l'écoulement blennorrhéique. Ces détails me sont racontés par M. L.... lui-même, lorsqu'il revient à Lyon, à la fin de décembre.

Je cite cette observation comme un cas de guérison de blennorrhée tout-à-fait extraordinaire. Je ne pense pas qu'aucun praticien puisse songer à employer un moyen aussi énergique. On peut le rapprocher du fait cité par Hunter : Un malade affecté depuis deux ans d'un suintement habituel s'injecte de l'extrait de saturne non étendu dans l'urètre. Il en résulte une inflammation intense ; mais, quand l'inflammation fut guérie, le suintement habituel se trouva guéri également.

Je borne à ce petit nombre de faits les cas de guérison de blennorrhée obtenue par l'emploi d'injections pratiquées dans l'urètre avec l'eau d'un bain de sublimé. J'aurais pu en citer un plus grand nombre ; mais ceux-ci m'ont paru suffisants pour éveiller l'attention des médecins. Je suis persuadé d'avance qu'ils trouveront l'emploi de ce moyen aussi efficace

doivent être préférées à toutes les autres. Je m'abstiens de citer des faits pour le prouver (1).

CONCLUSION.

Et maintenant il résulte de tout ce qui précède, que je ne viens point apporter de médicaments nouveaux contre la blennorrhée, la liste de ceux qui existent me paraissant déjà beaucoup trop longue. J'ai toutefois pensé faire une chose utile en démontrant, par un grand nombre de faits, les ressources précieuses qu'on peut retirer des agents thérapeutiques connus, quand on modifie seulement leur emploi. C'est à mes honorables confrères de me dire si je me suis trompé.

(1) Je regrette vivement de n'avoir pu placer, au milieu des cas nombreux de blennorrhée que j'ai cités, l'observation de l'un des deux malades dont j'avais parlé à la page quatrième. Les notes prises sur cette observation m'ont fait défaut au moment même où j'allais les utiliser.

FIN.

TABLE

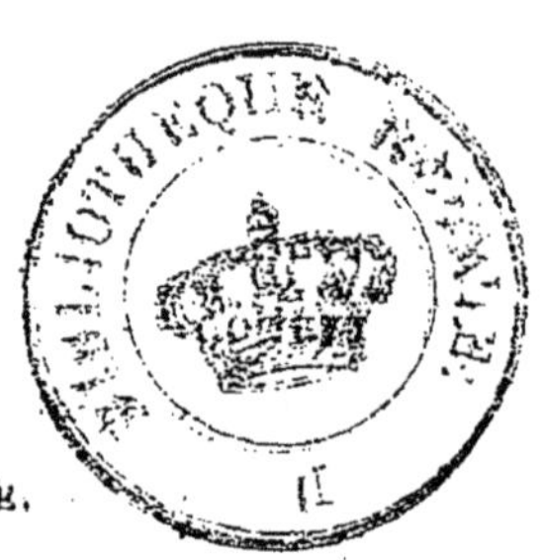

FIN DE LA TABLE.

www.ingramcontent.com/pod-product-compliance
Ingram Content Group UK Ltd.
Pitfield, Milton Keynes, MK11 3LW, UK
UKHW022231080726
13614UKWH00007B/651